DU

TRAITEMENT PROPHYLACTIQUE ET CURATIF

DE

L'OPHTALMIE PURULENTE DES NOUVEAU-NÉS

Méthode employée à la clinique BAUDELOCQUE

PAR

Le Dʳ Georges-Henri-Francis REYMOND

DE L'UNIVERSITÉ DE PARIS

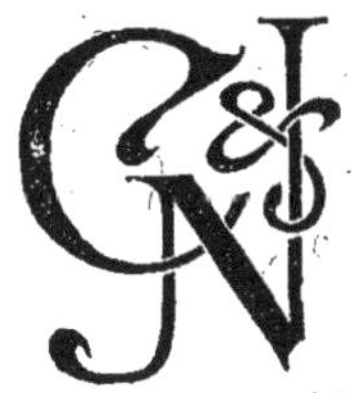

PARIS

GEORGES CARRÉ ET C. NAUD, ÉDITEURS

3, RUE RACINE, 3

—

1898

DU

TRAITEMENT PROPHYLACTIQUE ET CURATIF

DE

L'OPHTALMIE PURULENTE DES NOUVEAU-NÉS

Méthode employée à la clinique BAUDELOCQUE

PAR

Le Dr Georges-Henri-Francis REYMOND

DE L'UNIVERSITÉ DE PARIS

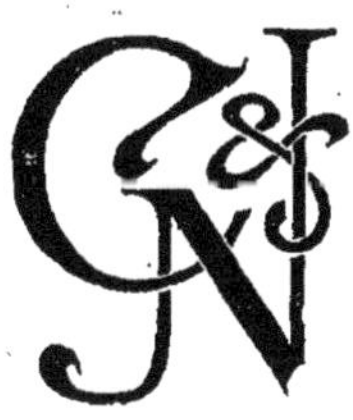

PARIS

GEORGES CARRÉ ET C. NAUD, ÉDITEURS

3, RUE RACINE, 3

—

1898

AUX MIENS

A MES MAITRES DANS LES HOPITAUX

A MON PRÉSIDENT DE THÈSE

M. LE PROFESSEUR PINARD

Qu'il nous soit permis d'exprimer ici toute la reconnaissance que nous éprouvons envers M. le Professeur Pinard et pour la grâce parfaite avec laquelle il nous a toujours accueilli, et pour le grand honneur qu'il nous fait en acceptant de présider cette thèse.

—————

Nous tenons à remercier particulièrement Mlle Véret, sage-femme de cette Clinique, pour tous les bons offices que nous en avons reçus, ainsi que Mlle Roze, sage-femme en chef, et MM. Kalt et Lepage, pour les renseignements qu'ils ont pu nous fournir au sujet de ce travail.

Est-il rien de plus triste que le spectacle qui nous est offert par ce pauvre être humain qui, à peine entré dans la vie, est déjà privé de ce bien magnifique, et qui ne se pourra guère remplacer : la faculté de voir ? Car, tout le monde conviendra avec nous que celui-là, parmi tous les moyens qui nous mettent en rapport avec le monde extérieur, nous procure les jouissances les plus fines et les plus variées. Mais, notre compassion s'étonne et ne tarde pas à s'indigner, quand nous songeons que, là encore, l'ignorance est cause de presque tout le mal, et qu'il eût suffi de bien peu, le plus souvent, pour que celui-ci fût évité.

Or, ce qui importe ici, par-dessus tout, c'est la prophylaxie. Elle seule est mathématique, pour ainsi dire ; elle seule peut arriver à l'extinction complète de l'affection. Un traitement curatif, si parfait qu'il soit, doit toujours compter avec les hasards de la clinique. Nous devons ajouter que le traitement curatif, suivi par M. le Pr Pinard à Baudelocque, consistant en lavages au permanganate de chaux à l'aide de l'entonnoir-laveur du Dr Kalt, est, jusqu'à nouvel ordre, le traitement le plus simple et le plus efficace qui soit à la portée de tout médecin. Ses résultats sont aussi favorables que ceux fournis par le traitement argentique ; mais ce dernier peut devenir désastreux entre les mains de ceux qui ne se sont pas adonnés spécialement à l'oculistique.

Nous verrons, à propos de l'étiologie de l'ophtalmie des nouveau-nés, que celle-ci est toujours infectieuse, le plus souvent gonococcique.

Nous insisterons, naturellement, sur la prophylaxie, qui peut se résumer dans ce précepte : faire de l'antisepsie pour arriver à l'asepsie.

La prophylaxie devra être envisagée en trois circonstances :

avant la naissance de l'enfant, à la naissance de l'enfant, après sa naissance.

Avant la naissance de l'enfant : antisepsie chez l'accoucheur, antisepsie chez la femme enceinte, asepsie du milieu.

L'enfant vient de naître : outre les conditions précédentes, que l'on devra toujours continuer à obtenir, il faudra, car l'on n'est jamais sûr de leur absolue réalisation, instituer un traitement prophylactique spécial à l'enfant.

Après la naissance, même antisepsie, dans les mêmes conditions.

Enfin, en dépit de tous les soins, une ophtalmie s'est déclarée : nous donnerons la description du traitement curatif, suivi à Baudelocque.

Nous terminerons ce travail par des tableaux qui seront le résumé des observations que nous avons puisées dans les Archives, si riches et d'un intérêt si puissant, que M. le professeur Pinard a bien voulu mettre à notre disposition.

L'œil est, sans contredit, après les organes génitaux-urinaires, le lieu de prédilection de l'infection gonococcique. Celle-ci, d'ailleurs, se manifeste alors d'une façon très bruyante, sans parler de ses complications dont la gravité peut être terrible.

La clinique, bien avant la bactériologie, avait pressenti les liens qui unissent étroitement les écoulements vaginaux à l'ophtalmie purulente. Des expériences avaient été instituées, soit dans un but thérapeutique, soit pour confirmer ce qui n'était qu'hypothèse : c'est ainsi qu'en 1812, Jäger, de Vienne, proposait l'inoculation du pus urétral ou conjonctival pour le traitement du pannus de la cornée, et, après lui, cet essai avait été fréquemment renouvelé (1) ; c'est ainsi que Vetch (2), F. Pauli (3), de Landau, et Bettinger, Thiry (4), Guyomar (5) inoculaient avec succès à l'urètre du pus provenant de conjonctivite purulente.

Ricord (6), dont on connaît la compétence en pareille matière, admet que l'ophtalmie purulente du nouveau-né est causée par une blennorragie maternelle, mais, chose

---

(1) Paoli. Dell' inoculazione del virus blenottalmico in caso di panno tracomatoso della cornea. *Sperimentale*, 1858, p. 20.

(2) Vetch. A practical treatise on the diseases of the eye, 1820, p. 242.

(3) F. Pauli. Mémoire sur la nature de l'ophtalmie d'Egypte. Wurzbourg, 1858.

(4) Thiry. Recherches sur les granulations. *C. R. du congrès d'ophtalmologie de Bruxelles.* 1857.

(5) Guyomar. Recherches sur les ophtalmies contagieuses. Quelques mots sur les urétrites contagieuses. *Thèse.* Paris, 1858, p. 45.

(6) Ricord. Quelques considérations pratiques sur l'ophtalmie blennorragique et sur son traitement. *Bull. gén. de thérap.*, 1841, t. XXI, p. 348.

curieuse, il accorde encore plus d'importance aux matières irritantes qui peuvent accompagner l'accouchement. La preuve en est, pour lui, que l'ophtalmie de l'enfant est bien plus souvent double, car c'est en même temps que les deux yeux se trouvent en contact avec ce qui est susceptible de développer la maladie.

Fournier (1), son élève, admet deux sortes d'ophtalmies blennorragiques. L'une, à pronostic sévère, qu'il appelle ophtalmie de contagion. La contagion lui est démontrée, sans parler de beaucoup d'autres raisons, par la statistique de Florent Cunier, qui, sur 84 cas de conjonctivite purulente, a rencontré 47 fois une contagion directe. Pour la seconde forme, que Fournier appelle ophtalmie rhumatismale, d'allure toujours bénigne, 14 fois plus fréquente que la première, d'après ses statistiques, il est besoin de deux conditions simultanées de réalisation: l'existence d'une blennorragie urétrale et une prédisposition individuelle.

D'ailleurs, bien que l'agent spécifique ne soit pas encore découvert, presque tous les auteurs affirment l'origine contagieuse de la maladie, et parmi eux Rollet (2) n'exprime aucun doute à cet égard.

C'est en 1879 que Neisser (3), alors assistant à la clinique dermatologique de Breslau, décrivit, d'une façon nette et précise, le microbe spécifique de la blennorragie, auquel il donna le nom de gonococcus, et qu'il avait rencontré, toujours identique à lui-même, dans 35 cas de blennorragie urétrale, 7 cas d'ophtalmia neonatorum, 2 cas d'ophtalmie blennorragique d'adultes.

Après la découverte de Neisser, le nombre des travaux traitant du gonocoque va s'augmenter chaque jour, et il en sera encore longtemps ainsi, car nous ne savons encore que peu de chose sur les mœurs et les manières d'être de ce diplocoque. Il aurait été cultivé pour la première fois par Bokaï (4),

---

(1) Fournier. Blennorragie, *Dict. Jaccoud*, 1866, t. V, p. 239.

(2) Rollet. Blennorragie, *Dict. Dechambre*, 1868, 1re s., t. IX, p. 641 et 684.

(3) Neisser. Ueber eine Gonorrhoe eigenthümliche Micrococcusform. *Centralbl. für die med. Wiss.*, 12 juillet 1879, n° 28, p. 497.

(4) Bokaï. Ueber d. contagi. d. acuten blenn. *Allgemeine med. Centralzeitung*, 1880, n° 74.

alors que les auteurs français réclament la priorité pour
Bouchard et Capitan qui, dès 1879, auraient obtenu des cultures (1). La question est de peu d'intérêt puisque c'est
Bumm (2) qui, par ses remarquables recherches sur les
ophtalmies du nouveau-né, a obtenu les premières cultures
pures par simple ensemencement du pus blennorragique sur
sérum humain.

En 1881, Hirschberg et Krause (3), Credé trouvent le gonocoque dans toutes les ophtalmies purulentes des nouveau-nés
et affirment que cette affection est toujours due à la contagion
par la mère au moment de l'accouchement.

D'ailleurs, jusqu'en 1884, règnera cette idée que, seul, le
gonocoque est la cause de l'urétrite blennorragique, et, par
conséquent, de l'ophtalmie de même nature. Ainsi, en 1882,
nouveau travail de Neisser (4), qui trouve le gonocoque dans
les urétrites, les ophtalmies, les écoulements génitaux de la
femme. Krause (5) rencontre à nouveau le gonocoque dans
les ophtalmies blennorragiques, tandis que Rebatel (6) ne
peut l'inoculer aux animaux.

Zweifel (7) se livre aux expériences suivantes : il recueille
dans le vagin de femmes saines des lochies que le microscope
lui montre entièrement privées de gonocoques ; il les porte
directement sur la conjonctive de six enfants : il ne se produit
rien ; il en conclut à la spécificité du gonocoque dans l'ophtalmie purulente. Les recherches de Kroner (8), en 1884, portè-
rent sur 92 cas. 63 fois il y eut du gonocoque en abondance,

---

(1) Martineau. Leçons cliniques sur la blennorragie de la femme.
Ann. méd. chir., mars 1885.

(2) Bumm. Der Mikro-Organismus der Gonorrhoischen Schleimhaut-
Erkrankungen, « Gonokokkus Neisser ».

(3) Hirschberg et Krause. Zur Pathologie der ansteckeiden Augen-
krankheiten. *Centralbl. f. prakt. Augenheilk.*, sept. 1881, p. 270.

(4) Neisser. Die Mikrokokken der Gonorrhoe. *Deutsche med. Woch.*,
13 mai 1882, n° 20, p. 279.

(5) Krause. Die micrococcen der Blennorrhoe neonatorum. *Centralbl.
f. prakt. Augenheilk.*, mai 1882. p. 134.

(6) Rebatel. Recherches expérimentales sur l'inoculation des maladies
vénériennes aux animaux. *Lyon médical*, 1882, n° 2, p. 41.

(7) Zweifel. Zur Ætiolog. der Ophtalmoblenn, neonatorum. *Arch.
f. Gyn.*, 1884, XXII, p 318.

(8) Kroner. Zur Aetiolog. der Ophtalmobl. neonat. *Arch. f. Gyn.*,
XXV, p. 109. *Semaine médicale*, 16 oct. 1884, n° 42, p. 406.

mais celui-ci fut, dans 29 cas, complètement absent. On put examiner en même temps les sécrétions maternelles, 39 fois, et les résultats furent concordants. Dans 18 cas, le gonocoque fut absent de la sécrétion vaginale maternelle ; la conjonctive de l'enfant n'en renferma pas davantage. Et, inversement, le gonocoque existait chez la mère, quand on l'avait trouvé chez l'enfant. De plus, quand il n'y avait pas de gonocoques, pas de lésions cornéennes. Dans les 63 cas à gonocoques, la cornée fut lésée 16 fois. C'est en 1884, encore, que Widmark (1) démontre l'inanité de la conjonctivite leucorrhéique des jeunes filles, comme entité morbide. Ce n'est qu'une manifestation oculaire du gonocoque, et elle coïncide toujours avec une vulvo-vaginite. Léopold et Wessel (2) s'occupent aussi de la question.

Fournier (3), dans une leçon clinique, revient sur la conjonctivite blennorragique spontanée. Il lui assigne une fréquence encore plus grande qu'il ne l'avait fait autrefois, puisque, à ce moment, ses statistiques lui montrent qu'elle se produit 50 fois plus souvent que l'ophtalmie blennorragique de contagion. Du reste, dans les cas moyens, aucune erreur de diagnostic n'est possible. La douleur n'existe presque pas ; la photophobie ne consiste qu'en une légère sensibilité à la lumière ; pas d'épiphora. L'œil est plus brillant que d'habitude, souvent, le blennorragien ne sait même pas qu'il a quelque chose aux yeux.

Widmark (4), en 1888, dans un travail sur la fréquence de l'ophtalmie des nouveau-nés en Suède, dit que sur 103 cas qu'il a examinés, il n'a trouvé des gonocoques que dans 64. Les autres ophtalmies n'étaient donc pas de nature gonococcique, puisque les gonocoques y faisaient défaut, et que la matière sécrétée n'était pas infectieuse quand on l'introduisait dans l'urètre de l'homme.

------

(1) WIDMARK. Einige Beobachtungen über die gon. Urethrit, n. d. gon. Conjunct. *Hyghiea*, t. XLVI, 1884.

(2) LÉOPOLD et WESSEL. Beitrag zur Ætiologie und Prophylaxie der ophtalmoblenn. neonat. *Arch. f. Gyn.*, 1884, t. XXIV, p. 92.

(3) FOURNIER. Conjonctivite blennorragique spontanée. *Gaz. des hôp.*, 31 décembre 1885, p. 1201.

(4) WIDMARK. Sur la fréquence de l'ophtalmie des nouveau-nés en Suède. *Rev. gén. d'ophtalmologie*, 1888, t. VII, p. 145.

En 1891, Nieden (1) rapporte un cas curieux. Un enfant, expulsé avec la poche des eaux intacte, est pris d'une ophtalmie, peu grave, il est vrai, mais en dépit de précautions d'autant plus minutieuses, que quatre enfants précédents avaient eu de l'ophtalmie. Or, le nombre des gonocoques avait été en diminuant depuis le premier enfant jusqu'au dernier, chez qui on n'en trouva pas. D'après Nieden, le virus aurait diffusé à travers les membranes pour contaminer le liquide amniotique. Bellouard (2), dans ces cas précoces, pense que l'ouverture prématurée de la poche des eaux peut avoir servi de porte d'entrée.

C'est aussi vers cette époque que Wertheim (3), qui a le mieux étudié le gonocoque, avec Bumm, fait paraître ses travaux où il montre qu'il isole le gonocoque en le cultivant sur un mélange de gélose et de sérum humain, tenu liquide à 40° et coulé sur plaques.

Terson (4) revient sur la conjonctivite observée parfois chez les jeunes filles atteintes de vulvo-vaginite. Séguin (5) étudie l'étiologie de l'ophtalmie purulente. Morax (6) rapporte 3 cas d'ophtalmie chez des fillettes atteintes de vulvo-vaginite. Le gonocoque est constaté dans les sécrétions conjonctivale et oculaire.

Arrivons de suite à l'excellente thèse de Bosc (7). La bactériologie du gonocoque y est étudiée soigneusement. Notons que l'auteur n'admet pas la gonohémie, et qu'il n'accorde à la blennorragie que le pouvoir d'affaiblir l'organisme et de favo-

---

(1) Nieden. Ueber conjunct. blenn. *Klin. Monatsbl. f. Augenheilkunde*, octobre 1891.

(2) Bellouard. Etude sur l'apparition précoce de l'ophtalmie purulente chez les nouveau-nés. *Thèse*, Paris, 1892.

(3) Wertheim. Reinzüchtung des Gonokokkus Neisser Mittels des Plattenverfahrens. *Deutsc. med. Woch.*, 10 décembre 1891, t. XVII, p. 1351. Die ascendirende Gonorrhœ beim Weïbe. *Arch. f. Gynäk.*, 1892, XLII, fasc. 1.

(4) Terson. *Archives d'ophtalmologie*, 1892.

(5) Séguin. De l'ophtalmie des nouveau-nés. Etiologie et Prophylaxie. *Thèse*. Paris, 1892 (1891-92. 21).

(6) Morax. Trois cas d'ophtalmies blennorragiques consécutives à l'inoculation du pus de vulvo-vaginites chez de jeunes enfants. *Progrès médical*, 22 oct. 1892, t. XVI, p. 303.

(7) Bosc. Le gonocoque. *Thèse*, Montpellier, 25 nov. 1893 (1893-94).

riser, ainsi, les infections secondaires. Il insiste peu sur les manifestations oculaires de la gonococcie.

Vürdemann (1) dit que, d'après la croyance vulgaire, on divise les ophtalmies en deux classes bien tranchées, au point de vue de la gravité : l'une, maligne, à gonocoques ; l'autre, bénigne, à bacilles divers, surtout à bacilles de Weeks. L'auteur ne pense pas ainsi, car il a observé des ophtalmies gonococciques peu graves d'allures, et, d'autre part, il croit que toute ophtalmie, non traitée, quelle que soit l'étiologie, peut arriver à la perforation de la cornée.

Mentionnons les essais infructueux de Panas (2) qui tenta d'inoculer le gonocoque au singe, soit en piquant les tissus, soit en les excoriant ou en faisant une injection sous-conjonctivale. L'auteur pense que la même immunité, relative, sans doute, semble exister chez l'homme, si on en juge par le petit nombre d'ophtalmies comparé au chiffre des urétrites et vaginites maternelles.

Vignaudon (3), sur 22 observations d'arthrites infantiles, en trouve 10 compliquées de vulvite et 12 compliquées d'ophtalmie.

Morax (4), qui est, en ce moment, avec de Christmas, l'un de ceux qui aient le mieux étudié le gonocoque, en France, fait paraître sa remarquable thèse. Les cas d'ophtalmies de nouveau-nés qu'il a pu observer renfermaient le plus souvent du gonocoque. Mais d'autres fois, il ne l'a pas trouvé, malgré des examens répétés. Il admet deux formes cliniques d'ophtalmie : l'une précoce, qui débute du 2ᵉ au 3ᵉ jour et peut être grave ; l'autre plus tardive, qu'il appelle ophtalmie bénigne des nouveau-nés. Dans cette dernière forme, se rangeaient une conjonctivite à pneumocoque chez un enfant de 8 jours, et une autre à bacilles de Weecks chez un enfant de 12 jours. Dans d'autres cas, il n'a pu se prononcer.

---

(1) WURDEMANN. Etiology of ophthalmia in the new born. *Journal Amer. Med. Assoc.*, 8 avril 1893, vol. XX, p. 377.

(2) PANAS. Traité des maladies des yeux. Paris, 1894, p. 215.

(3) VIGNANDON. De l'arthrite blennorragique chez l'enfant. *Thèse*, Paris, 1894.

(4) MORAX. Recherches bactériologiques sur l'étiologie des conjonctivites aiguës et sur l'asepsie dans la chirurgie oculaire. *Thèse*, Paris, 1894 (1893-94, 25).

En 1896, paraît la thèse de Marcel Sée (1).

A la fin de la même année, Chartres (2) fait paraître un mémoire important sur la bactériologie de l'ophtalmie purulente des nouveau-nés. Sans doute, nous n'avons pas les connaissances nécessaires pour nous prononcer sur la valeur exacte qu'il faut donner aux conclusions de Chartres, qui se trouve en contradiction avec des auteurs dont la compétence est hors de doute en la matière. Ces derniers pensent, en effet, que les associations microbiennes sont l'exception, au début, tout au moins, de l'ophtalmie, et que si le gonocoque est absent de la sécrétion conjonctivale, celle-ci est stérile ou ne renferme que des coccus mal définis. Le fait a été démontré à Kalt (3) par le microscope et l'expérimentation sur les animaux. Dans quelques cas, il est vrai, on a trouvé du pneumocoque ou du bacille de Weeks. Mais le travail de Chartres n'en présente pas moins une incontestable utilité en ce qu'il démontre la nécessité impérieuse de nouvelles recherches effectuées dans ce sens, en même temps que le diagnostic et le pronostic trouveraient leur plus solide appui dans le contrôle bactériologique.

Voici l'étiologie des 26 cas publiés par Chartres :

	Soit près de
9 fois des gonocoques purs..	36 pour 100
3 fois des bacilles de Loeffler.	12 —
3 fois des microcoques.	12 —
2 fois des streptocoques associés au gonocoque,	8 —
2 fois des streptocoques seuls.	8 —
1 fois des streptocoques associés au bacille de Loeffler.	4 —
1 fois des streptocoques associés au staphylocoque..	4 —
1 fois des streptocoques associés à un bacille indéterminé.	4 —
1 fois des staphylocoques.	4 —
1 fois des bacilles de Weeks.	4 —
1 fois des bacilles indéterminés.	4 —
1 fois des sarcines.	4 —

D'après l'auteur, les cas les plus graves sont ceux à streptocoques purs ou associés au gonocoque et à certains bacilles,

---

(1) Marcel Sée. Le gonocoque. *Thèse*, Paris, 1896 (1895-96, 33).

(2) Chartres. Contribution à l'étude de l'ophtalmie purulente des nouveau-nés. *Arch. clin. de Bordeaux*, déc. 1896, n° 12, p. 531. *Thèse*, Bordeaux, 1896.

(3) Communication orale.

comme le bacille de Lœffler, alors que les cas à gonocoques purs sont relativement plus bénins.

Nous terminerons cette revue des travaux concernant le gonocoque et ses manifestations oculaires en mentionnant un travail de Sheffield (1) sur la vulvo-vaginite et l'ophtalmie purulente, ainsi que les intéressantes études de Marfan (2) sur la vulvo-vaginite des petites filles, sur les complications de cette vulvo-vaginite (3). Le même sujet est traité par Epstein (4), dans un article tout à fait remarquable. L'auteur pense que la rareté relative des blennorrhées secondaires conjonctivales, dans la vulvo-vaginite, doit sans doute tenir à la moindre susceptibilité de la conjonctive des grands enfants vis-à-vis de l'infection blennorragique (5).

Nous avons dit, tout à l'heure, que certaines ophtalmies, en petit nombre, il est vrai, avaient pour agent causal le bacille de la conjonctivite catarrhale ou bacille de Weeks, et quelquefois encore le pneumo-bacille de Friedlander. Or, dans ces cas, l'évolution clinique ne diffère pas de celle d'une ophtalmie purulente gonococcique normale ; de même qu'une ophtalmie gonococcique, par sa faible sécrétion muco-purulente, peut être prise pour une simple ophtalmie catarrhale. Seul l'examen bactériologique peut trancher la question. Le fait peut même se produire avec une ophtalmie à bacilles de Lœffler. Morax rapportait récemment encore à Lepage (6) l'observation d'une ophtalmie secondaire, à bacilles de Lœffler, qui se développa chez un nouveau-né en ne donnant lieu à la production d'aucune fausse membrane.

---

(1) Sheffield. Contribution to the study of infectious vulvo-vaginitis in children, with remarks upon purulent ophthalmia, and a report of sixty-five cases. *Am. Med.-Surg. Bull.*, 1896, IX, p. 726.

(2) Marfan. De la vulvo-vaginite des petites filles. *Journ. des sages-femmes*, 1897, XXV, p. 332 ; p. 359. — Causes et symptômes de la vulvo-vag. des petites filles. *Gaz. hebd. de méd. et de chir.*, 1897, II, p. 241. *Rev. mens. des mal. de l'enfance*, 1897, XV, p. 97.

(3) Marfan. Complications de la vulvo-vag. des petites filles. *Rev. prat. d. trav. de méd.*, 1897, LIV, p. 121.

(4) Epstein. Vulvite, vulvo-vaginite et autres inflammations des organes génitaux externes des petites filles. *Traité des maladies de l'enf.*, Grancher, Marfan. Paris, 1897, t. III, p. 487.

(5) Epstein. *Loc. cit.*, p. 521.

(6) Communication orale.

Le bacille de la conjonctivite catarrhale fut découvert en 1884 par Koch (1) qui, étudiant le pus de la sécrétion conjonctivale des ophtalmies d'Égypte, y trouva tantôt le gonocoque, tantôt un petit bacille fin, semblable à celui de le septicémie des souris. Ce dernier bacille, auquel Weeks donnera son nom, sera reconnu comme étant l'agent causal de la conjonctivite aiguë contagieuse. Naturellement, les nouveau-nés peuvent en être atteints. C'est ainsi que Panas en rapporte un cas au Congrès d'Ophtalmologie. Morax (2) en cite un autre, qu'il a observé à la clinique du Dr Parinaud. Il s'agissait d'une fillette qui, au 10e jour, eut une conjonctivite peu intense, d'abord à l'œil droit, puis à l'œil gauche. Dix jours de traitement par les cautérisations quotidiennes de nitrate d'Ag à 1 pour 50. Guérison. En 1896, nouveau cas de Chartres (3), concernant un nouveau-né.

Ce fut Weeks (4), qui, en 1885, donna un travail complet sur la conjonctivite aiguë. Il observait alors une épidémie qui sévissait à Philadelphie, et qu'on désignait sous le nom de « pink eye ». Il y retrouve le même petit bacille, déjà décrit par Koch.

En 1887, Kartulis (5) étudie à nouveau la conjonctivite aiguë d'Égypte, et y retrouve, comme Weeks, le petit bacille que Koch avait décrit.

C'est en avril 1891 que Morax (6), le premier en France, avait commencé ses recherches sur le bacille de Weeks.

En 1895, Weeks (7) lui-même revient sur le même sujet.

---

(1) Koch. Thätigkeit der deutschen Cholerakommission in Aegypten und Ostindien. *Wiener med. Woch.*, 29 décembre 1883, n° 52, p. 1550.

(2) Morax. Recherches bactériologiqnes sur l'étiologie des conjonctivites aiguës et sur l'asepsie dans la chirurgie oculaire. *Thèse*, Paris, 1894 (1893-94, 25), p. 36.

(3) Chartres. Contribution à l'étude de l'ophtalmie purulente des nouveau-nés. *Archives cliniques de Bordeaux*, déc. 1896, p. 531.

(4) Weeks. The bacillus of acute conjonctival catarrh or « pinck eye ». *Archiv. of Ophthalmology*, vol. XV, 1886.

(5) Kartulis. Etiologie de la conjunctivite catarrhale d'Egypte. *Centralbl. f. Bakt. und Parasitenk.*, 1887.

(6) Morax. Recherches bactériologiques sur l'étiologie des conjonctivites aiguës et sur l'asepsie dans la chirurgie oculaire. *Thèse*, Paris, 1894 (1893-94, 25).

(7) Weeks. L'état de nos connaissances sur l'étiologie de la conjonctivite aiguë contagieuse. *N.-York eye and ear inf. rep.*, III, p. 1.

En ce qui concerne la conjonctivite à pneumocoques, je rapporterai l'observation d'Axenfeld (1), qui, bien que regardant des enfants, n'en est pas moins utile au point de vue étiologique. Dans une école de 94 élèves, 25 furent atteints de conjonctivite pneumococcique. Le nombre des diplocoques augmentait avec la gravité de la maladie. En même temps, coryza ; œdème palpébral ; production de minces fausses membranes sur les conjonctives. La suppuration durait deux à trois jours. L'auteur fit, sans succès, des tentatives d'inoculation dans l'œil des animaux et sur lui-même. D'ailleurs, des faits semblables ont été rapportés par Morax, Parinaud, Gasparini, de Sienne.

De même, une observation bien intéressante, au point de vue de l'étiologie pneumococcique, est celle communiquée par Schuhl (2) à la Société de médecine de Nancy. Nous allons la reproduire.

Une II pare est atteinte, au moment de la délivrance, d'une hémorragie due à l'inertie utérine qui nécessite l'extraction du placenta ; il y a rétention de la plus grande partie du chorion.

Suites de couches : 2 jours après l'accouchement, fièvre persistante, malgré 2 injections intra-utérines. Le 4e jour, curettage et extraction du chorion. Le 5e jour, angine avec fausse membrane. Le lendemain, la fièvre disparaît et la température reste à la normale pendant près d'un mois. Malgré l'apyrexie, l'accouchée a présenté encore plusieurs accidents. Il y avait un écoulement abondant au niveau des parties génitales ; 4 semaines après l'accouchement, phénomènes inflammatoires du côté des annexes ; puis survient une pleurésie double avec épanchement peu considérable. La femme quitta la Maternité 2 mois après son accouchement ; la pleurésie avait disparu, mais il y avait encore un peu d'empâtement et de légères douleurs de chaque côté de l'utérus.

L'enfant est atteint, 7 jours après sa naissance, d'une ophtalmie purulente de l'œil gauche qui s'est ensuite étendue à l'œil droit. On peut donc penser qu'il s'agit d'une infection pneumococcique post-partum, si l'on admet que la période d'incubation du pneumocoque soit la même que celle du gonocoque. L'auteur a noté

---

(1) Axenfeld. Ueber eine durch Pneumoniekokken hervorgerufene Schulepidemie von Bindehautentzündung der Augen. *Zeitschr. f. Schulgesundh.*, no 4, 1896. Analysé dans *Centralbl. f. prakt. Augenh.*, 1896, p. 646.

(2) Schuhl. *Revue médico-chirurgicale des mal. des femmes*, 25 oct. 1897, p. 629.

la présence de fausses membranes cornéennes accompagnant la suppuration oculaire.

Les recherches bactériologiques ont été faites à l'Institut séro-thérapique de l'Est par M. Thiry, qui a examiné la fausse membrane développée sur l'amygdale, les lochies recueillies dans l'utérus et le pus provenant de l'ophtalmie. Chaque examen a démontré la présence du pneumocoque de Talamon-Fraenkel. L'examen des lochies a été fait 12 jours après l'accouchement, alors qu'il n'y avait plus de fièvre ; mais l'infection n'avait pas encore tout à fait disparu, car un liquide purulent s'écoulait de l'utérus, et, plus tard, des manifestations tardives de l'infection se sont produites au niveau des annexes.

M. Schuhl croit pouvoir conclure que l'enfant a été atteint d'une ophtalmie à pneumocoques et que la mère a eu une infection puerpérale à pneumocoques avec une angine déterminée par les mêmes microbes.

L'ophtalmie fut traitée par des lavages au permanganate. Elle guérit, mais il persista une petite taie sur la cornée gauche.

En résumé, il est bien certain que le gonocoque est en cause dans la grande majorité des ophtalmies purulentes. Mais, *a priori*, on ne voit pas pourquoi du streptocoque, du staphylocoque, siégeant dans les voies génitales maternelles ou sur les poussières répandues dans l'air, par exemple, n'irait pas infecter, même primitivement, la conjonctive du nouveau-né. Il serait à désirer que des auteurs, familiarisés avec la bactériologie, voulussent bien examiner systématiquement, dans chaque cas d'ophtalmie purulente, les sécrétions vaginales de la mère en même temps que le pus conjonctival de l'enfant. Leurs résultats, une fois arrivés à un nombre respectable, fixeraient un point étiologique important, mais encore obscur à présent.

L'ophtalmie purulente est causée par une infection. La source de cette infection se trouve dans les voies génitales maternelles, si souvent habitées par le gonocoque. La contagion se produit le plus souvent au moment de la naissance, alors que la tête de l'enfant passe à frottement à travers le canal génital. Peut-être même peut-il y avoir contagion dans l'utérus. Après la naissance, l'enfant peut être contaminé par le milieu, d'où l'ophtalmie secondaire. Le milieu ne comprend pas seulement l'air, les objets qui environnent l'enfant, mais surtout, pour ce qui nous occupe, les personnes qui ont soin de lui, particulièrement la garde ou la nourrice.

REYMOND.   2

Eh bien ! supprimons, autant qu'il nous sera possible, les agents infectieux, et nous aurons fait la prophylaxie de l'ophtalmie purulente. Avant la naissance, nous la réaliserons par l'asepsie des voies génitales de la mère, accessibles à nos moyens d'exploration, obtenue surtout par les toilettes vulvaires fréquentes et par les injections vaginales antiseptiques. Nous l'obtiendrons encore par l'asepsie du milieu. Mais tout cela est inutile, si l'accoucheur lui-même n'est pas aseptique. Étudions donc d'abord cette question.

Mais auparavant, qu'il nous soit permis de nous expliquer sur les deux mots, asepsie, antisepsie, qui vont revenir souvent dans la suite, et auxquels tout le monde ne donne pas la même signification. On peut réunir ces deux termes dans la définition suivante : l'antisepsie est l'ensemble des moyens employés pour obtenir l'asepsie, état dans lequel tout germe, tout micro-organisme est supprimé.

On voit déjà que l'asepsie parfaite est impossible à obtenir avec les moyens actuels qui sont à notre disposition. Quoi qu'il en soit, pour nous, l'asepsie des voies génitales, par exemple, toujours relative, malheureusement, ne peut être obtenue que par la méthode antiseptique. Donc, asepsie n'est pas synonyme de méthode aseptique, et l'on ne devrait jamais confondre les deux choses. Par contre, et c'est de là que vient toujours la confusion, antisepsie et méthode antiseptique sont deux termes identiques.

La méthode aseptique a pour but d'obtenir l'asepsie par les agents physiques, en ce moment, surtout la chaleur, « demain peut-être l'électricité », comme dit Terrier (1). Or, il est fort probable que l'on ne pourra jamais employer la méthode aseptique d'une façon exclusive, car il est à présumer que d'ici longtemps on sera obligé de se savonner les mains, ce qui est déjà de l'antisepsie.

Disons, en terminant, que les Allemands viennent encore d'obscurcir un peu la question. Pour eux, à présent, un accouchement aseptique est celui où on ne pratique ni toucher ni injections.

____

(1) Terrier. De l'antisepsie et de l'asepsie en chirurgie. *Revue de chir.*, 10 oct. 1890, n° 10, p. 789.

PROPHYLAXIE AVANT LA NAISSANCE

Antisepsie chez l'accoucheur.

Il va sans dire que le premier devoir du médecin est d'obtenir de lui-même cette asepsie qu'il doit ensuite chercher à réaliser chez la femme enceinte. Autrement, il ne pourra que nuire, et je ne pense pas que cela soit précisément son rôle. En pareille matière, aucune excuse à invoquer. L'ignorant n'est que coupable.

Nous examinerons, brièvement, tout à l'heure, de quelle façon l'accoucheur peut être nuisible et ce qu'il lui faudra faire dans certaines circonstances déterminées. Nous voulons, à présent, insister longuement sur le toucher. C'est lui qui doit être parfaitement aseptique ; c'est par lui que l'on introduit le loup dans la bergerie, que l'on fait entrer les microbes pyogènes du dehors. Sans doute, ce mode d'exploration a perdu de son importance depuis que M. le Pr Pinard a transformé le palper au point d'en faire un moyen merveilleux de diagnostic chez la femme enceinte. Cependant, on ne pourra guère l'éviter, au début, du moins, si l'on veut s'assurer de l'existence même de la grossesse, et, encore, lorsque la femme enceinte présentera quelque affection du canal génital. Au moment du travail, le toucher reprend tous ses droits, et c'est alors surtout que l'accoucheur devra redoubler de soins, s'il est possible, afin de le rendre parfaitement aseptique.

Nous savons bien que, au point de vue qui nous occupe, il doit arriver rarement que l'accoucheur inocule à la femme le gonocoque de Neisser. Sans doute, si l'intervalle qui sépare 2 touchers est assez considérable, en admettant que, lors du premier toucher, on ait laissé des gonocoques s'installer dans les rainures sous-unguéales, par exemple, et que l'on n'ait pas pris des précautions suffisantes de désinfection après le premier toucher et avant le second. Mais, même dans ce cas, nous n'en sommes pas assurés. La biologie du gonocoque est encore trop mal connue, et il n'a peut-être pas la vie aussi peu dure qu'on le prétend. Même incertitude en ce qui concerne les autres microbes, streptocoque, staphylocoque, ou autres, et qui ont pu passer sur la conjonctive, après avoir été transmis au vagin, au col utérin, par un doigt malpropre ou infecté.

Donc, de même que pour la septicémie puerpérale, la prophylaxie de l'ophtalmie purulente exige une antisepsie parfaite chez l'accoucheur, surtout au point de vue du toucher.

La nécessité d'une asepsie des mains, aussi parfaite que possible, est encore absolue après l'accouchement, si l'on veut éviter au nouveau-né l'ophtalmie secondaire. Il faudra tout tenter pour obtenir cette asepsie de la part de la garde ou de la nourrice.

D'autre part, à la suite de travaux importants parus en Allemagne, la question du toucher semble liée étroitement à celle des injections vaginales. D'après ces travaux, en effet, bien que le vagin soit normalement habité par des microbes variés, il possède, de par ses sécrétions, un pouvoir d'auto-aseptisation, que tout traumatisme, que tout liquide antiseptique ne fait qu'affaiblir. Un toucher, même aseptique, produit un traumatisme, de même que toute canule à injection vaginale. Donc, pour ces auteurs, ni toucher, ni injections vaginales prophylactiques. Nous verrons que ces résultats sont peut-être exacts chez des femmes normales, que l'on connaît, que l'on a pu suivre, et cela au point de vue seul de la morbidité puerpérale, qui d'ailleurs ne doit être, dans ces cas, abaissée que de quelques dixièmes de degré. Il nous est impossible d'admettre de semblables conclusions en ce qui concerne l'ophtalmie purulente des nouveau-nés, alors que, de l'aveu de tous, il y avait, avant l'emploi des injections vaginales prophylactiques, une proportion de 9 ou 10 ophtalmies sur 100 naissances, et que ce chiffre est tombé, depuis leur emploi, à 2, à 1 pour 100, même moins, dans quelques séries très favorables.

Nous voulons d'abord nous étendre assez longuement sur les travaux des auteurs qui se sont occupés du toucher. Le sujet en vaut la peine.

La nécessité d'une asepsie rigoureuse des mains est absolument évidente, et il suffit, pour s'en convaincre, de parcourir les travaux qui ont trait à la flore microbienne du revêtement cutané du corps.

En 1875, Eberth (1) décrivait des bactéries existant normalement dans la sueur ; il montrait leurs localisations préférées, particulièrement les aisselles. Bizzozero (2) signalait, quelques années plus tard, deux sortes de saccharomyces et un microcoque se présentant sous forme de diplocoque. Puis, Bordoni-Uffreduzzi (3) rencontre six espèces microbiennes différentes. Pellizari (4) et Maggiora (5) travaillent sur le même sujet, et le dernier décrit même jusqu'à vingt-neuf variétés de microbes dans les détritus sous-unguéaux. En France, paraissent les travaux de Balzer et Dubreuilh (6), de Quinquaud (7) ; en Allemagne, ceux de Unna (8), de Kral (9). Damman (10) décrit un microbe qu'il appelle le bacillus fluorescens epidermitis et qui habiterait l'extrémité des doigts ; ce bacille est peut-être le même que le staphylococcus epidermitis albus, décrit par Randolph comme un hôte habituel de la conjonctive normale (11).

Il est donc permis de conclure, avec Schimmelbusch (12), que les bactéries pullulent à la surface du corps, et leur multiplicité permet déjà d'entrevoir toute la difficulté qu'il y aura à les faire disparaître d'une façon à peu près complète.

---

(1) Eberth. *Virchow's Archiv.*, t. LXII.
(2) Bizzozero. Sui microfiti del epiderm. umano normale. *Gazzetta degli ospitali di Milano*, avril 1884.
(3) Bordoni-Uffreduzzi. *Fortschritte der Medicin*, 1885, n° 5, p. 151.
(4) Pellizari. *Soc. pour le dévelop. des sciences.* Sienne, 1884.
(5) Maggiora. *Giornale della Societa d'igiene*, 1889, fasc. 5.
(6) Balzer et Dubreuilh. *Annales de dermatologie*, 1883, 1884.
(7) Quinquaud. *Ibid.*, 1889, et Leçons sur les maladies de la peau.
(8) Unna. Flora. Dermat. *Monatsch. f. prakt. Dermat.*, 1888-1889.
(9) Kral. Verhandl. d. dent. Dermat. Gesell. *Congrès de Prague*, 1889.
(10) Damman. Note on some micro-organisms of normal skin. *Brit. med. Journ.*, 16 juillet 1892.
(11) Rob. Randolph. Bacteria in the normal conjunctiva and the effect upon them of aseptic and antiseptic injections. *Arch. of Ophthalm.*, juillet 1897, p. 381.
(12) Schimmelbusch. *Manuel d'asepsie*, trad. franç. Paris, 1893.

On peut, avec Jayle et Desfosses (1), considérer trois degrés dans l'état de septicité des mains. Le 1er degré, septicité extrême, existe toutes les fois que la surface des mains est le siège d'une inflammation quelconque où qu'on aura pratiqué un des actes suivants : autopsie d'un cadavre frais, dissection de cadavres mal conservés, ouverture de phlegmons diffus, de foyers gangréneux, examen de malades atteints de streptococcie, etc. Dans le 2e degré, septicité moyenne, on a incisé un abcès ordinaire, disséqué un cadavre bien conservé, pratiqué un toucher rectal, etc. Enfin le 3e degré, septicité faible, est l'état normal de celui qui se lave fréquemment les mains. Nous parlerons, dans la suite, des deux premiers degrés, et nous verrons si l'accoucheur peut visiter une parturiente, pratiquer un toucher, quand il se trouve dans un des états qui s'y rapportent. Pour le moment, examinons si le 3e degré, caractérisé par la septicité faible des mains, peut devenir indemne tout à fait et se transformer en asepsie complète.

Parmi les premiers auteurs qui s'occupèrent de la question, je dois mentionner Forster, d'Amsterdam, et Kümmel.

Forster (2), après lavage et brossage énergiques des mains dans l'eau chaude, après lavage dans des solutions d'acide phénique, d'acide borique ou de chlorure de zinc, constate, au moyen de bouillons de culture, que ses mains ne sont pas stériles. Pour arriver à ce résultat, il doit employer le sublimé à 1 ou 2 pour 1000.

Kümmel (3) expérimente sur des mains non infectées préalablement, puis sur des mains en état de septicité moyenne ou extrême. En ce qui concerne les premières, leur stérilisation, pas toujours constante, est obtenue par un brossage et un savonnage de 3 minutes de durée, dans l'eau aussi chaude que possible, suivis d'un lavage dans la solution de thymol à 6 pour 1000, d'acide phénique à 3 pour 100 ou de sublimé au millième. La stérilisation des mains infectées nécessite un sa-

---

(1) Jayle et Desfosses. De la désinfection des mains, *Presse médicale*, 25 août 1897, p. 114.

(2) Forster. Wie soll der Arzt seine Hände reinigen ? *Centralbl. für klin. med.*, 1885, p. 297.

(3) Kümmel. Wie soll der Arzt seine Hände desinficiren ? *Centralbl. für chir.*, 1886, p. 289.

vonnage et un brossage de 5 minutes dans l'eau chaude, leur immersion, ensuite, pendant 2 minutes, dans de l'eau chlorée dédoublée, de l'acide phénique à 5 pour 100 ou du sublimé à 1 pour 1000.

Arrivons de suite aux expériences du Fürbringer, de Berlin, qui s'est acquis une autorité incontestable en ces matières.

Fürbringer (1) mit en relief un point important de la question, nous voulons parler de l'infection persistante de l'espace sous-unguéal, alors que les extrémités digitales sont stériles. C'est ainsi que, chez des collègues d'hôpital, après désinfection des mains par leur procédé accoutumé, il pouvait, après grattage des sillons unguéaux et culture, assister au développement de colonies dont le nombre oscillait entre 2 et 3,000. Sur 13 expériences, une seule fois il n'y eut pas de colonies. Les antiseptiques employés avaient été l'acide phénique et le sublimé.

Fürbringer est d'accord avec Kümmel sur l'importance des soins qu'il est essentiel d'apporter au brossage et au savonnage préliminaires des mains. Ce sont eux qui contribuent à une désinfection plus ou moins parfaite, bien plus que la nature ou le titre de l'antiseptique employé, en enlevant des mains le vernis graisseux qui s'oppose à l'action des liquides qu'on fait agir sur elles. Cette idée conduit l'auteur à rechercher, afin de les utiliser, les meilleurs dissolvants des graisses. Il s'arrête finalement à l'alcool, qui lui donne de fort beaux résultats.

En résumé, voici la technique que Fürbringer conseille d'adopter :

1° Nettoyage des ongles à sec ;

2° Savonnage et brossage des mains, surtout des espaces sous-unguéaux, dans l'eau très chaude, pendant une minute environ ;

3° Lavage des mains pendant une minute dans l'alcool à 80° ;

4° Plonger les mains dans du sublimé à 2 pour 1000 ou de l'acide phénique à 3 pour 100, où, pendant une minute, on les lave et frotte avec grand soin.

---

(1) FURBRINGER. Untersuchungen und Vorschriften uber die Desinfektion der Hände des Arztes, in-8. Wiesbaden, 1888.

Toutes ces expériences sont assez délicates à cause du transfert possible, dans les milieux de culture, de l'antiseptique employé ; d'où la nécessité d'une neutralisation chimique préalable (1).

Si on s'en rapporte aux expériences de Kelly (2), le permanganate de potasse serait un désinfectant énergique pour les mains.

Donnons à présent les conclusions de Tarnier, à qui l'art obstétrical français doit tant de choses, au point de vue de l'antisepsie.

Tarnier (3) nettoie d'abord les espaces sous-unguéaux avec un linge ou un cure-ongles en bois ; puis il savonne et brosse les mains, au lavabo, avec une solution de sublimé à 1 pour 2500, environ pendant 3 minutes. Il ne se préoccupe pas des assertions de Ziegenspeck (4), qui veut que le sublimé soit inutile, parce qu'il est précipité par le savon, le liquide perdant ainsi tout ou partie de son pouvoir antiseptique. Tarnier pense que la réaction n'a pas le temps de se produire, si on se lave les mains au lavabo, puisque le liquide s'écoule sans cesse et se trouve remplacé, à chaque instant, par une nouvelle quantité de solution mercurielle. Voulant s'assurer de l'efficacité du procédé, il a fait faire à Vignal quelques expériences à ce sujet. Trois fois ce dernier, après avoir suivi la technique citée plus haut, a plongé ses doigts dans des bouillons de culture ; ceux-ci sont restés stériles. Trois autres fois, Vignal prit à l'improviste Tissier, le chef de clinique, alors que celui-ci venait de se laver les mains comme il le fait d'habitude ; les bouillons de culture demeurèrent encore stériles. Cependant, Tarnier, dans un ardent désir de toujours faire mieux, ne s'est pas contenté d'une pratique, qui pouvait lui paraître, avec raison, suffisante. Il a adopté le lavage à l'alcool.

En résumé, voici la série des opérations qu'il conseille :

---

(1) GEPPERT. Zur Lehre von den Antisepticis. *Berl. klin. Woch.*, 9 sept. 1889, n° 36, p. 789.

(2) KELEY. Hand desinfection. *Amer. Journ. of Obstetrics*, 1891, p. 1414.

(3) TARNIER. De l'asepsie et de l'antisepsie en obstétrique. Paris, 1894, p. 350.

(4) ZIEGENSPECK. Sublimat. *Centralbl. f. Gyn.*, 1886, p. 549.

1° Les ongles étant coupés courts, savonnage et brossage des mains, des doigts et des ongles avec la solution de sublimé à 1 pour 2500, pendant une minute au moins ;

2° Toilette des sillons unguéaux avec un linge humide et au besoin avec un cure-ongles en bois ;

3° Lavage à l'alcool à 80° pendant une minute ;

4° Nouveau lavage des mains au sublimé, mais sans savon.

Tarnier pense que l'alcool n'a d'autre but que d'enlever les matières grasses épidermiques, rendant ainsi plus efficace l'action du sublimé avec lequel on se lave les mains en terminant. Il ne faudra donc jamais toucher une femme, ni opérer, immédiatement après le lavage à l'alcool, mais il faudra toujours faire suivre celui-ci d'une immersion dans le sublimé.

Sur les conseils de Zweifel, Reinicke (1) expérimente à son tour sur l'alcool et lui reconnaît une grande efficacité.

En 1896, paraissent les intéressants travaux de Remlinger (2) sur les microbes de la peau humaine. Naturellement, il fallait s'attendre à un nombre respectable de bactéries, et, en expérimentant sur 50 individus, Remlinger trouve, en effet, un chiffre moyen de 550 millions de bactéries. Une conclusion très importante est que le chiffre des microbes abandonnés par un individu dans un bain est proportionnel au nombre de jours qu'il a passés sans se baigner, d'où la possibilité, en se baignant fréquemment, de diminuer, dans des proportions considérables, le nombre des microbes que recèlent les téguments. On voit déjà la nécessité des bains fréquents, pour la femme enceinte, si l'on veut arriver à une prophylaxie sérieuse des diverses infections. Je sais bien que, souvent, les bactéries cutanées ont une virulence atténuée, mais, outre les trois staphylocoques, le coli-bacille, divers coccus, Remlinger a trouvé du streptocoque, et celui-ci n'est pas rassurant, si persuadé que l'on puisse être, en ce cas, de sa bénignité.

Baumm (3) recommande la désinfection des mains par l'al-

---

(1) REINICKE. Bakteriologische Untersuchungen über die Desinfektion der Hande. *Centralbl. f. Gynäk.*, 24 nov. 1894, p. 1189.

(1) REMLINGER. Les microbes de la peau humaine. *Médecine moderne*, 22 avril 1896, p. 257 ; 25 avril, p. 265 ; 29 avril, p. 273.

(1) BAUMM. Ueber Asepsis und Antisepsis in der Geburtshülfe. *Archiv. f. Gynaek.*, 1896, Bd. 52, p. 636.

cool à 96°, qui lui a donné, sur 41 expériences, 36 cas stériles, soit 87,8 pour 100. Ce sont à peu près les résultats d'Ahlfeld, qui obtenait une stérilité complète dans 87,5 pour 100 des cas.

Fürbringer (1) est revenu l'année dernière, toujours avec la même compétence, sur cette question de la désinfection des mains. Il donne encore plus d'importance à l'alcool que dans son mémoire précédent, et, à l'exemple d'Ahlfeld et Vahle (2), il en fait un véritable bactéricide, qu'il dit être supérieur au sublimé, à l'acide phénique ou au crésol. Avec Ahlfeld, Reinicke, Poten, l'auteur conclut que l'alcool agit directement pour tuer les bactéries, qu'il dissout les graisses, fait disparaître les écailles, qu'il pénètre tout, entraine les bactéries et désinfecte mieux que les autres antiseptiques.

Les nouvelles conclusions d'Ahlfeld (3) ne sont guère différentes, mais il envisage le sujet à un point de vue plus général. Il voudrait voir l'emploi de l'alcool se généraliser chez les sages-femmes, de même qu'il le préconise pour le nettoyage des instruments. D'accord avec tous les auteurs, il pense que le critérium de la désinfection des mains est fourni par le chiffre de la morbidité puerpérale, mais que, dans la pratique, il est difficile de savoir si celle-ci est causée par les doigts infectés ou par la maladie elle-même.

Puis, la question de la désinfection des mains est étudiée à nouveau par Robert Weir (4). Jayle et Desfosses (5), à leur tour, en font une bonne revue critique, et leurs conclusions sont, à peu de chose près, celles de Tarnier. Epstein (6), aussi, étudie les propriétés désinfectantes de l'alcool.

------

(1) Fürbringer et Freyhan. Neue Untersuchungen über die Desinfection der Hande. *Deutsc. med. Woch.*, 4 février 1897, p. 81. Analysé dans *Centralbl. f. Gyn.*, 1897, p. 1102.

(2) Ahlfeld et Vahle. Die Wirkung des Alkohols der geburtshülflichen Desinfection. *Deut. med. Woch.*, 6 février 1896, p. 81.

(3) Ahlfeld. Die Heisswasser-Alkoholdesinfection und ihre Einführung in die allgemeine Praxis. *Deutsc. med. Woch.*, 18 février 1897, p. 113. Analysé dans *Centralbl. f. Gyn.*, 1897, p. 1101.

(4) Robert Weir. On the desinfection of the hands. *Medical Record*, 3 avril 1897, p. 469.

(5) Jayle et Desfosses. De la désinfection des mains. *Presse médicale*, 25 août 1897, p. 114.

(6) Epstein. Zur Frage der Alkoholdesinfection. *Ztschr. f. Hyg. und Infectionskrankh*, 1897, XXIV, p. 1.

Pour Mikulicz (1), la stérilisation complète des mains est impossible à obtenir, puisque, alors même que les mains se montrent primitivement stériles, les mouvements et les manipulations amènent à leur surface les microbes qu'elles contiennent profondément. Ceci est en accord avec les expériences de Remlinger (2) qui, nous nous le rappelons, trouvait de nombreux bacilles au-dessous du revêtement cutané superficiel. Pour parer à cet inconvénient, Mikulicz, qui avait essayé l'emploi des gants stérilisés dès 1896, les a adoptés d'une façon systématique depuis le 1er mars 1897. D'ailleurs, avant lui, Robb (3), en 1894, avait proposé l'usage de gants de caoutchouc que Zœge von Manteuffel (4) a adoptés.

La même idée est encore réalisée par Menge (5), qui, au moyen d'un mélange de xylol et de paraffine, enduit les mains d'une sorte de pellicule, qui emprisonne les bacilles qui ont pu résister à la désinfection préalable, et qui ne se laisse pas attaquer par les divers liquides.

Voici la pratique suivie dans le service du Pr Duplay, à l'Hôtel-Dieu, pour obtenir cette asepsie des mains (6). Lavage soigné des mains, au savon, avec une brosse, surtout de la main droite, particulièrement de l'index et de la rainure de l'ongle. Plonger ensuite les mains, durant 2 ou 3 minutes, dans une solution de sublimé à 1 pour 2000 ou 1 pour 4000. Enfin, oindre l'index droit de vaseline sublimée ou de pommade au savon naphtolée antiseptique à l'aide d'une compresse stérilisée, avec laquelle on aura retiré une certaine quantité de vaseline ou pommade du vase qui renfermait le corps gras antiseptique, mais sans jamais y plonger le doigt lui-même.

---

(1) Mikulicz. Ueber Versuche, die « aseptische » Wundbehandlung zu einer wirklich keimfreien methode zu vervollkommnen. *Deutsche med. Woch.*, 24 juin 1897, p. 409.

(2) Remlinger. Les microbes de la peau humaine. *Médecine moderne*, 22 avril 1896, p. 258.

(3) Robb. Aseptik surgical technique. *Centralbl. f. Chir.*, 10 août 1895, n° 32, p. 741.

(4) Zœge von Manteuffel. Gummihandschuhe in der chirurgischen Praxis. *Centralbl. f. Chir.*, 22 mai 1897, n° 20, p. 553.

(5) Menge. Zur Verbereitung der Hände vor aseptischen Operationen. *Münch. med. Woch.*, 25 janvier 1898. n° 4, p. 104.

(6) Clado. L'asepsie dans le service de Gynécologie de la clinique chirurgicale de l'Hôtel-Dieu. *Progrès médical*, 5 février 1898, p. 82.

Solé insiste aussi sur l'asepsie des mains de l'accoucheur, qu'il veut aussi complète que s'il s'agissait d'une laparotomie (1).

____

(1) Solé. De l'accouchement aseptique. *Presse méd. belge.* 23 janvier 1898, p. 26.

A Baudelocque, M. le Pr Pinard emploie la solution de
biiodure de mercure à 1 pour 4000, antiseptique qu'il a introduit en obstétrique dès 1883. Voici la formule qu'il en donne :

<pre>
Biiodure de mercure. 0ᵍʳ, 50
Iodure de potassium. . . . .   1 gramme.
Eau. . . . .   1 litre.
</pre>

L'iodure de potassium est ajouté pour faciliter la dissolution
du sel mercuriel, qui est très peu soluble dans l'eau. Le biiodure
forme alors un iodure double de mercure et de potassium, qui
est stable.

On ajoute à la solution précédente un litre d'eau chaude,
ce qui fait que, finalement, la solution employée est à 1
pour 4000.

La désinfection des mains est pratiquée sous des robinets,
ce qu'on doit toujours faire, quand cela est possible, afin que
l'eau se renouvelle. Chaque lavabo est muni d'un robinet d'eau
chaude et d'un robinet d'eau froide. Des brosses, à portée de
la main, plongent sans cesse dans une solution de biiodure.
Il en est de même de la vaseline, qui baigne constamment dans
la solution antiseptique ; celle-ci doit la dépasser en hauteur.

Le biiodure est enfermé dans des réservoirs, munis de robinets. On pourra ainsi avoir un liquide antiseptique, qui coulera
à volonté, et que l'on utilisera suivant la méthode que l'on
aura adoptée.

En ville, M. le Pr Pinard emploie une solution concentrée
suivant la formule :

<pre>
Eau bouillie stérilisée. . . . . . .   600 grammes.
Biiodure d'hydrargyre.. . . . . . ⎫
Iodure de potassium. . . . . . . ⎭ aa 10   —
</pre>

On en remplit un petit verre gradué, d'une capacité de 30 centimètres cubes, et on verse le contenu dans 2 litres d'eau bouillie.

De tout ce qui précède il résulte la nécessité absolue que le toucher soit aseptique. Que la femme soit enceinte ou non, à plus forte raison si elle est en travail ou dans le puerpérium, l'accoucheur doit lui éviter toute contamination septique. Je me rappelle avoir vu, autrefois, plusieurs femmes subir un examen gynécologique dans des conditions que nous ne supporterions plus aujourd'hui. Le médecin, après chaque femme, se contentait d'essuyer l'index avec une compresse.

Il suffit, d'ailleurs, au début, de penser à ce que l'on fait. Bientôt l'habitude est prise, et tout marche pour le plus grand bien des malades. Si vous êtes appelé en clientèle, il est bien facile d'avoir sur soi une solution concentrée de biiodure, renfermée dans des tubes, par exemple. Ceux qui restent fidèles au sublimé peuvent le porter sur eux en paquets ou sous forme de papier préparé dans ce but. Dans une famille, il y aura toujours bien de l'esprit de vin, de l'alcool sous quelque forme que ce soit; jamais celui-ci n'aura servi à un meilleur usage.

Nous n'insisterons pas, quoique nous ayons beaucoup à dire, encore, sur les autres précautions à prendre, dans la pratique quotidienne. Éviter tout examen, si on vient de faire une autopsie. Même abstention, si on a soigné quelque maladie infectieuse. Changer souvent de vêtements; les tenir toujours propres: leur faire subir une désinfection fréquente, etc. A la campagne, où l'on est seul, souvent, eh bien! on agira du mieux possible, et, en faisant tout son devoir, on obtiendra le plus souvent de bons résultats.

Antisepsie chez la femme enceinte.

Il est nécessaire, avant de pratiquer une intervention, de désinfecter le champ opératoire. L'assimilation n'est peut-être pas absolument exacte en ce qui concerne l'accouchement. Mais, les indications de l'antisepsie n'en sont pas moins formelles dans les deux cas.

Le vagin, à l'état normal, est habité par une foule de microbes. Donc, injections pendant la grossesse, même chez la femme saine. Elles sont encore plus indiquées, en cas de gonococcie, afin d'éviter une contamination presque certaine des yeux de l'enfant.

La pratique des injections vaginales, comme prophylaxie de l'ophtalmie purulente, n'est pas nouvelle, puisque nous la trouvons déjà dans Mackenzie (1). En effet, l'illustre chirurgien de Glasgow recommande de faire, pendant les deux premières périodes du travail, de fréquentes injections vaginales avec de l'eau tiède, ou une faible solution alcaline.

Mais, instinctivement, les femmes enceintes redoutaient les injections, dans la crainte d'avorter, et il n'était pas jusqu'aux médecins, même en grand nombre, qui ne partageassent ces idées. D'ailleurs, Kiwisch (2), par sa méthode des douches vaginales pour provoquer l'accouchement, semblait devoir affermir encore tous ces préjugés. Mais M. le Pr Pinard (3) a bien montré qu'il n'y a rien de commun entre les injec-

---

(1) MACKENZIE. A practical treatise on the diseases of the eye. Londres, 1re édition, 1830. — Traduction très augmentée de Warlomont et Testelin. Paris, 1856, t. I, p. 758.

(2) KIWISCH. Beiträge zur Geburtsk., Bd I, II. Wurzbourg, 1846.

(3) PINARD. De l'action de l'eau chaude sur l'utérus, pendant la puerpéralité. *Médecine moderne*, 22 décembre 1889, p. 7 ; 2 janvier 1890, p. 24.

tions, les irrigations vaginales, et le procédé de Kiwisch. Celui-ci se sert d'un réservoir situé à six ou sept pieds au-dessus du lit, d'où sort un jet vigoureux, produisant un vrai trauma sur la région qu'il rencontre. Quelques-uns, même, ne se sont pas contentés de cela, et ont mis en mouvement des forces bien plus considérables. On comprend tous les accidents qui pouvaient alors survenir, tels que ruptures utérines ou vaginales, pénétration de l'air dans les sinus utérins, ainsi que l'a exposé Baudry (1).

M. le Pr Pinard a expérimenté l'action de l'eau chaude sur des femmes à bassin rétréci, chez lesquelles il voulait provoquer l'accouchement. Il se servait d'un réservoir de 7 litres de capacité, situé à 50 centimètres au-dessus du plan du lit. De la partie inférieure partait un tube en caoutchouc, terminé par une canule en verre, munie de plusieurs trous. Le liquide avait une température de 46 à 48°. Mais jamais il ne put, de cette façon, déterminer l'accouchement, et pourtant, dans un cas, on usa de l'irrigation continue pendant deux jours et deux nuits, et l'on fit passer, durant ce temps, 967 litres d'eau chaude, environ, dans le vagin, c'est-à-dire 21 litres par heure. On pourra lire cette intéressante observation, ainsi que plusieurs autres, dans la thèse de Gauvry (2).

Les conclusions de M. le Pr Pinard sont formelles. Durant la grossesse, les vaginites peuvent et doivent être traitées par les irrigations chaudes médicamenteuses. Étudiant l'action des divers antiseptiques employés dans cette affection, M. le Pr Pinard a observé des femmes chez lesquelles des irrigations furent faites, 2 et 3 fois par jour, pendant un mois et plus, et même, dans un cas, pendant 70 jours. Toutes ces femmes accouchèrent à terme.

Je n'ai pas besoin d'ajouter que, à plus forte raison, il n'y aura rien à redouter des bains, chez la femme enceinte.

---

(1) BAUDRY. Etude critique de la méthode des douches vaginales pour la provocation de l'accouchement prématuré artificiel. *Thèse*, Paris, 1890 (1889-90, 2), p. 24.

(2) GAUVRY. De l'action de l'eau chaude sous la forme d'injections sur l'utérus pendant la grossesse et pendant le travail de l'accouchement. *Thèse*, Paris, 1887 (1886-87, 8).

Examinons, à présent, très brièvement, ce qu'il faut penser, au point de vue qui nous occupe, de certaines idées qui ont cours en Allemagne, au sujet de la nocuité des injections vaginales, même chez les gonococciques.

Le vagin de la femme, à l'état normal, est habité par une flore microbienne très riche et très variée, comme nous l'avons dit plus haut. Cet envahissement se fait au début de la vie, d'après Vahle (1). Cet auteur a fait des examens bactériologiques sur 75 petites filles, peu après leur naissance, et il n'a rien trouvé dans les 12 premières heures. Puis, à partir de ce moment jusqu'au troisième jour, les vagins exempts de microbes sont de plus en plus rares. Au troisième jour, ils sont tous habités par divers micro-organismes. Notons que ce fut du streptocoque dans 14,6 pour 100 des cas.

Le premier travail important sur la bactériologie du canal génital est dû à Winter (2), qui pense que, chez la moitié des femmes enceintes, environ, le canal génital renferme des microbes pathogènes, mais à virulence atténuée. D'après Steffeck (3), pour obtenir une asepsie à peu près complète, il faudrait désinfecter le vagin et la cavité du col, en les frottant avec deux doigts, et faire ensuite une injection vaginale toutes les deux heures. En 1889, Lancry (4) prétend substituer aux antiseptiques l'eau simple ou aseptisée dans la pratique obstétricale. Ses observations ne peuvent rien démontrer à cause de leur petit nombre.

Dans un travail important, paru en 1872, Döderlein (5) admet deux espèces de sécrétions vaginales, une normale, de réaction acide, qu'il note dans 55,4 pour 100 des cas; une autre pathologique, de réaction faiblement acide, parfois neutre, même alcaline, qui se trouve dans 44,6 pour 100

---

(1) VAHLE. Das bacteriologische Verhalten des Scheidensecrets Neugeborner. *Zeitsch. f. Geburtsh. und Gyn.*, Bd XXXII, n° 3, p. 368.

(2) WINTER. Die Mikroorganismen im Genitalkanal der Gesunden Frau. *Zeitsch. f. Geburtsh. und Gyn.*, 1888, Bd. XIV, p. 443.

(3) STEFFECK. Ueber Desinfection des Weiblichen Genitalcanals. *Zeitsch. f. Geburtsh. und Gyn.*, 1888, Bd. XV, p. 395.

(4) LANCRY. De l'excellence de l'eau simple comme liquide d'injections vaginales chez les accouchées. Dunkerque, 1889.

(5) DÖDERLEIN. Das Scheidensecret und seine Bedentung für das Puerperalfieber. Leipzig, 1892.

des cas. La sécrétion pathologique est riche en microcoques, et donne du streptocoque 9,2 fois sur 100. La sécrétion normale renferme le bacillus vaginalis, qui donne de l'acide lactique. Cette sécrétion serait bactéricide pour les micro-organismes qui pourraient envahir le vagin.

Krönig (1), qui prétendait n'avoir pas trouvé de streptocoques dans le vagin, revient sur ses premières affirmations et décrit, dans les sécrétions vaginales des femmes enceintes, un streptocoque anaérobie et non virulent.

Walthard (2) fait des recherches sur 100 femmes enceintes. Il trouve une première portion du canal génital peuplée de microbes. Elle comprend le vestibule du vagin, le vagin et la partie tout à fait inférieure du canal cervical. La partie supérieure du col, l'utérus et les trompes sont stériles. Ces deux régions, nettement distinctes, sont délimitées par un bouchon muqueux, produit de sécrétion des glandes du col. En ce qui concerne les sécrétions vaginales, Walthard constate que sur les 100 femmes qu'il a examinées, 27 ont du streptocoque. Mais, prétend-il, ce streptocoque n'est pas virulent, c'est un véritable saprophyte. Naturellement, dans les cas normaux, l'auteur n'admet ni les injections vaginales, ni le toucher répété.

Contrairement à Winter (3), Menge (4) et Stroganoff (5) admettent que le col de l'utérus gravide, chez les femmes saines, est indemne de bactéries. Il en est de même de Goebel (6) qui, sur 30 femmes examinées, ne trouva pas de bactéries chez 29 d'entre elles.

---

(1) Krönig. Uber die Natur der Scheidenkeime, speciell über das Vorkommen anaërober Streptokokken im Scheidensekret Schwangerer. *Centralbl. f. Gyn.*, 20 avril 1895, n° 16, p. 409.

(2) Walthard. Bakteriologische Untersuchungen des weiblichen Genitalsecretes in Graviditate und im Puerperium. *Archiv. f. Gyn.*, 1895, Bd XLVIII, p. 201.

(3) Winter. Ueber den Bakteriengehalt der Cervix. *Centralbl. f. Gyn.*, 11 mai 1895, n° 19, p. 508.

(4) Menge. Bemerkungen zu der Walthard' schen Arbeit : Bakteriologische Untersuchungen des weiblichen Genitalsekretes in Graviditate und im Puerperium. *Centralbl. f. Gyn.*, 23 mars 1895, n° 12, p. 314.

(5) Stroganoff. Zur Bakteriologie des weiblichen Genitalkanals. *Centralbl. f. Gyn.*, 21 sept. 1895, n° 38, p. 1009.

(6) Goebel. Der Bakteriengehalt der Cervix. *Centralbl. f. Gyn.*, 25 janv. 1896, n° 4, p. 84.

Les statistiques de Charles (1) lui démontrent que les injections bien faites ne sont jamais nuisibles. Mais le professeur de Liège n'a pas moins raison quand il dit que les injections mal faites sont toujours plus dangereuses qu'utiles.

Eustache (2) n'admet l'accouchement où on ne pratique ni toucher ni injections que dans la clientèle privée ou dans une clinique fermée, et chez des femmes saines. Dans tous les autres cas, qui seront de beaucoup les plus nombreux, on suivra la pratique ordinaire.

Pour Baumm (3), les injections ne sont pas recommandables. Il veut que l'on évite le toucher, car, si on le répète, il peut traumatiser la région qu'il rencontre, ce qui favorise la pullulation microbienne.

Beuttner (4) est partisan des injections vaginales antiseptiques, surtout quand la femme est atteinte de vaginite. Il admet l'auto-infection du vagin, bien que les microbes qu'on y rencontre aient, d'ordinaire, une virulence atténuée. Pendant la grossesse, il veut que l'on fasse le moins possible le toucher, et il désire voir se généraliser la méthode du palper.

Giles (5), à l'exemple de Vinter, Döderlein et autres, admet l'existence, dans la sécrétion normale du vagin, d'un bacille auquel serait due la production d'acide lactique et dont le rôle serait de lutter avec avantage contre les micro-organismes qui pourraient envahir les voies génitales. Or, pour lui, les injections fréquentes ont une action nocive contre ce bacille ; il ne les admet donc qu'avec restriction. Avant le travail, pendant l'accouchement, il ne les conseille pas. La femme étant accouchée, si le puerpérium est normal, il veut que les injections

---

(1) CHARLES. Sécrétions et microbes des organes génitaux internes. *Journal d'accouchem.*, t. XVII, 3 mai 1896, p. 157 ; 10 mai 1896, p 167.

(2) EUSTACHE. Les accouchements aseptiques et les accouchements antiseptiques. *Journal des sc. méd. de Lille*, t. I, 13 juin 1896, p. 553 ; 27 juin 1896, p. 601 ; t. II, 4 juillet 1896, p. 1.

(3) BAUMM. Ueber Asepsis und Antisepsis in der Geburtshülfe. *Arch. f. Gyn.*, 1896, Bd. 52. p. 621.

(4) BEUTTNER. Ueber Antisepsis und Asepsis in der Geburtshilfe. *Wiener Klinik*, 1896, p. 213.

(5) GILES. Vaginal douching. The *Lancet*, 15 mai 1897, vol. I, p. 1337.

soient faites par des mains excercées. Autrement, mieux vaut les abandonner.

En Allemagne, paraît l'important travail de Menge et Krönig (1), assistants de Zweifel. La première partie, rédigée par Menge, traite de la bactériologie des organes génitaux de la femme. La deuxième partie, de Krönig, traite de la bactériologie génitale chez la femme enceinte, la parturiente et l'accouchée. Il nous est impossible d'analyser, même sommairement, ces deux volumes formant un total de plus de 700 pages. Disons seulement que l'ouvrage a eu un retentissement considérable et qu'il exercera peut-être une fâcheuse influence sur la conduite de plus d'un accoucheur. C'est ainsi que Krönig trouve une morbidité puerpérale plus fréquente chez les femmes injectées ou touchées, que dans les cas où on n'a pas pratiqué d'intervention. Il ne veut pas que l'on traite la gonococcie, car la plus légère irritation de la muqueuse peut réveiller dans toute son acuité une blennorragie en voie de guérison.

Godart (2) prescrit, pendant les dernières semaines de la grossesse, des injections vaginales à $0^{gr},15$ ou $0^{gr},20$ de sublimé par litre. Durant le dernier mois, une injection matin et soir. L'auteur rapporte qu'il eut à intervenir dans deux cas de paramétrite, survenus, chez des paysannes, quelques jours après l'accouchement, qui avait été spontané. On n'avait fait aucune manœuvre pendant le travail, et pourtant il y avait suppuration, avec staphylococcie pure.

Van De Velde (3) expérimente avec l'eau distillée ou commune, et, d'après lui, l'une et l'autre affaiblissent les tissus, détruisent les globules blancs. Même action de la part d'antiseptiques comme le sublimé à 1 pour 5000 ; l'acide phénique à 1 pour 100 ; le permanganate de potasse à 1 pour 10000 ; l'acide borique à 1 pour 100 ; le formol à 1 pour 1000 ; le

---

(1) MENGE et KRÖNIG. Bakteriologie des weiblichen Genitalkanals. — Theil II. Bakteriologie des Genitalkanals der schwangeren, kreissenden und puerperalen Frau. Leipzig, 1897.

(2) GODART. De l'accouchement aseptique. *La Policlinique*, 15 déc. 1897, p. 501.

(3) VAN DE VELDE. De la valeur histologique des divers liquides utilisés en médecine et spécialement dans la pratique chirurgicale. *Presse méd. belge*, 9 janv. 1898, p. 10.

nitrate d'argent à 1 pour 500, etc. Les conclusions de son travail donnent la préférence à la solution salée physiologique ou au sérum de Hayem, qui laissent indemnes tissus et leuco-cytes, et qu'on doit employer pour les injections vaginales ou intra-utérines.

Les idées de Krönig sont encore adoptées entièrement par Solé (1), qui ne veut pas que l'on intervienne, même en cas de blennorragie, afin de ne pas refaire pulluler un microbe qui se trouve à l'état latent. Quant à guérir ou à améliorer une blennorragie cervicale, l'auteur ne croit pas que cela soit pos-sible avec les injections vaginales.

Que conclure de ce qui précède ? C'est que les observations de Krönig, quelle que soit la valeur de leur auteur, ne portent que sur 3,048 accouchées. La pratique de Tarnier (2) et de Pinard (3) est autrement étendue, et il suffit de lire les résul-tats magnifiques auxquels ils sont parvenus par la pratique de l'antisepsie pour arriver à la conviction ferme et absolue de la nécessité de cette antisepsie.

En ce qui concerne le toucher, sans parler de ses indications formelles pendant le travail (défaut d'engagement, bassin ré-tréci, présentation vicieuse, procidence du cordon, etc.), si on veut le proscrire pendant la grossesse, afin de conserver au vagin son auto-aseptisation, il faudrait être au moins assuré, afin de garder tout le bénéfice de l'abstention, qu'aucune espèce de traumatisme ne se produira dans les voies génitales. Or, comment le savoir ? Irons-nous, à l'exemple de Krönig (4)

---

(1) Solé. De l'accouchement aseptique. *Presse méd. belge*, 23 janv. 1898, p. 25.

(2) Tarnier. De l'asepsie et de l'antisepsie en obstétrique. Paris, 1894, p. 819.

(3) Pinard. Du fonctionnement de la maternité de Lariboisière et des résultats obtenus depuis 1882 jusqu'en 1887, et depuis 1887 jusqu'en 1889. Paris, 1887, 1889.

Lepage. Fonctionnement de la maison d'accouchements Baudelocque (clinique de la Faculté dirigée par le Pr Pinard), années 1890, 1891, 1892, 1893, 1894, 1895, 1896. Paris, 1891, 1892, 1893, 1894, 1895, 1896, 1897.

(4) Krönig. Der Ersatz der inneren Untersuchung Kreitsender durch die Untersuchung per rectum. *Centralbl. f. Gyn.*, 10 mars 1894, n° 10, p. 235.

et de Ries (1), abandonner le toucher vaginal pour le toucher
rectal? Sans parler de tout ce que ce procédé aurait de répu-
gnant pour une femme, nous ne voyons pas ce que l'infection
y aurait à perdre, bien au contraire, ainsi que l'a démontré
Baumgarten (2).

Quant à remplacer l'antisepsie par la méthode aseptique, il
n'y faut pas songer, alors que nous voyons les chirurgiens
abandonner celle-ci de plus en plus. C'est ainsi que Mikulicz (3),
dans un mémoire qui a été traduit par Bisch, élève de Quénu (4),
avoue que ses résultats sont devenus moins favorables, depuis
qu'il a abandonné l'antisepsie pour la méthode aseptique.
D'ailleurs, il n'est pas le seul, et il mentionne Bergmann et
Koenig, à propos des luxations congénitales, Heusner et lui-
même à propos des sutures de la rotule. Kocher aurait eu de
la suppuration dans 8,7 pour 100 de ses cures radicales de
hernies. Or, la méthode aseptique, qui avait quelque chance
de réussir en chirurgie, ne possède pas du tout les mêmes
conditions favorables en obstétrique. La question est donc
réglée.

Enfin, on doit intervenir chez une femme enceinte, atteinte
de gonococcie, quoi qu'en pense Krönig. Si ses conclusions
sont exactes pour la femme enceinte, il doit en être de même
pour la femme non enceinte. Alors, il n'y a plus qu'à se croiser
les bras. C'est une thérapeutique commode, mais, sans doute,
peu efficace.

Répétons, en terminant, que lorsqu'on ne pratiquait pas
d'injections vaginales prophylactiques, le chiffre des ophtalmies montait environ à 9 ou 10 pour 100. Depuis, le chiffre
de 2 ou 1 pour 100 est aisément obtenu.

---

(1) Ries. Uber die innere Untersuchung Kreifsender durch den Mast-
darm. *Centralbl. f. Gyn.*, 28 avril 1894, n° 17, p- 404.

(2) Baumgarten. De l'influence du toucher vaginal et rectal sur la
production de l'infection puerpérale. *Thèse*, Paris, 1897.

(3) Mikulicz. Ueber Versuche, die « aseptische » Wundbehandlung
zu einer wirklich keimfreien methode zu vervollkommnen. *Deutsche
med. Woch.*, 24 juin 1897, p. 409.

(4) Quénu. De l'asepsie opératoire. *Revue de chir.*, 10 mars 1898,
p. 185.

Voyons de quelle façon nous prescrirons les injections chez les femmes enceintes.

Si, chez elles, l'antisepsie est indispensable, son exagération ou son défaut de méthode pourraient la transformer en danger, ainsi que l'ont très bien pensé Ribemont-Dessaignes et Lepage (1). C'est dire que, pendant les premiers mois, si la femme est saine et qu'on a de bonnes raisons de le croire, pas d'intervention.

Plus tard, vers la fin de la grossesse, il sera bon de chercher à aseptiser les voies génitales, et, dans tous les cas, pendant le dernier mois, on fera prendre des injections vaginales bi-quotidiennes. Mais tout cela est inutile, sans dire plus, si l'on n'apprend pas à la femme à bien faire ses injections.

Il faut d'abord, pendant toute la durée de la grossesse, des toilettes vulvaires fréquentes. C'est à la vulve surtout que la flore microbienne est nombreuse et variée. La toilette vulvaire est indispensable avant chaque injection ou avant chaque toucher. Ceci se comprend de soi-même. Il sera bon que, lors d'un examen, si on se trouve seul avec la femme, celle-ci fasse cette toilette vulvaire, tandis qu'on pratiquera soi-même le toucher ou l'injection. Il va sans dire que le médecin aura les mains aseptiques dans les deux cas.

L'injection ne doit pas être prise dans la position accroupie, mais dans le décubitus horizontal, le siège un peu relevé, afin que toutes les parties accessibles soient baignées par l'antiseptique. La femme peut prendre une injection seule, même de cette façon.

---

(1) Ribemont-Dessaignes et Lepage. Précis d'Obstétrique. Paris, 1896, p. 243.

Pas d'autre réservoir qu'un bock. Tout le reste est sale et incommode. Le modèle, construit sur les indications de M. le Pr Pinard, est très pratique. Il est en tôle émaillée, d'une capacité de 2 ou 4 litres; on peut le tenir en main ou le suspendre à un clou.

La canule doit être droite, en verre, et baigner constamment dans un antiseptique pendant l'intervalle des injections. La femme ou l'accoucheur écartera d'une main les grandes lèvres, tandis que l'autre poussera doucement la canule, en suivant la commissure postérieure. Le col ne devra jamais être atteint. La pression sera comprise entre 30 et 50 centimètres, afin qu'il n'y ait pas de jet et que les tissus soient davantage imprégnés, par suite de la lenteur de l'écoulement.

La toilette vulvaire aura été faite, préalablement, ainsi que nous l'avons dit, au moyen d'un savonnage à l'eau tiède assez énergique et prolongé, suivi de l'emploi d'un antiseptique.

A la campagne, où les femmes n'ont pas toujours un bock, on aura soin de se munir d'une vessie caoutchoutée, par exemple, ou d'un tube de même substance, pouvant s'adapter à un réservoir, muni d'un ajutage, ou à une bouteille.

Le liquide sera à une température voisine de celle du corps.

On se sert, à Baudelocque, pour les injections vaginales, de la solution de biiodure, dont la formule a été donnée plus haut. On emploie aussi la solution saturée de naphtol. Chaque femme possède sa canule à injections.

La thérapeutique sera plus active chez les femmes atteintes de gonococcie. Les injections vaginales seront faites 3 ou 4 fois par jour, avec du biiodure ou du sublimé, et, en cas de vaginite intense, les parois seront frottées avec les doigts ou avec des tampons, imbibés d'une solution antiseptique et montés sur des pinces. On fera, avec le spéculum, un pansement vaginal, soit avec du coton iodoformé, soit avec des tampons à la glycérine ichthyolée à 1 pour 10, soit à la solution de bleu de méthylène à 2 pour 100. Neisser (1) vante beaucoup le protargol.

_____

(1) NEISSER. Zur Behandlung der acuten Gonorrhoe; ein neues Silberpräparat, Protargol; prolongirte Injectionen. *Dermat. Centralbl.*, 1897, I, p. 3.

On pourra se servir encore de la solution de chloral à 1 pour 100, qui a donné de bons résultats à M. le Pr Pinard.

L'emploi des sels mercuriels, biiodure ou sublimé, usités pour les injections vaginales, semble devoir être contre-indiqué par l'état des gencives, en général mauvais, chez les femmes enceintes.

En effet, M. le Pr Pinard (1), sur 75 femmes qu'il observa avec le plus grand soin, trouva 45 fois les gencives malades, soit une proportion de 60 pour 100. Les multipares étaient plus souvent atteintes que les primipares, ainsi qu'il résulte des chiffres suivants :

Sur 75 femmes, 43 étaient multipares, 32 étaient primipares.

Chez les 43 multipares, 31 avaient les gencives malades, c'est-à-dire 72 pour 100.

Chez les 32 primipares, 14 avaient les gencives malades, c'est-à-dire 43,7 pour 100.

Les femmes, en état de misère physiologique, étaient aussi plus souvent et plus profondément touchées que les femmes dont la santé était belle et normale.

D'ailleurs, les recherches de M. le Pr Pinard lui montrèrent que, seules, les femmes enceintes possédaient ce triste privilège morbide, car, dans les salles d'hôpitaux communs, les femmes malades, mais non enceintes ou accouchées depuis peu, examinées à ce point de vue, donnèrent des résultats absolument négatifs.

Quant à la population nosocomiale, elle n'était pas seule atteinte, puisqu'on pouvait rencontrer des gencives malades jusque chez des femmes appartenant à la plus haute société.

Cependant, des injections bien faites n'ont pas grand retentissement sur cette gingivite. Il faudra surtout insister sur l'hygiène de la bouche (2), et, comme traitement local, appli-

---

(1) A. et D. Pinard. De la gingivite des femmes enceintes et de son traitement. *Bull. gén. de thérap.*, 1877, t. XCII, p. 157.

(2) Jumon. Des affections dentaires dans leurs rapports avec les fonctions génitales chez la femme. *France méd.*, 1er oct. 1897, p. 626.

quer, suivant le conseil de M. le Pr Pinard, un peu de la solution suivante :

Hydrate de chloral. . . . . \
Alcoolat de cochléaria.. . . . . . / aa

L'acide chromique, pur, déliquescent, préconisé autrefois par Magitot, a donné des résultats excellents entre les mains de Jarre.

D'ailleurs, il ne faudra pas négliger l'état général, et, en cas cas de misère physiologique ou pathologique, prescrire, à l'exemple de M. le Pr Pinard, une cuillerée à soupe, par jour, de la solution suivante :

Arséniate de soude.. . . . . . . 10 centigr.
Eau. . . . . 300 grammes.

L'arsenic, donné en plus grande quantité, déterminerait des congestions.

Il sera besoin d'une alimentation abondante, surtout composée de lait et d'œufs.

En cas de diminution de la perméabilité rénale, les sels mercuriels seront absolument proscrits.

Asepsie du milieu.

L'asepsie de l'accoucheur est obtenue ; de même, l'asepsie de
la femme enceinte. Cela suffit-il ? Non. L'asepsie du milieu est
aussi indispensable que lorsqu'il s'agit d'une grande opération.
Jusqu'à preuve du contraire, toute maladie infectieuse doit
être considérée comme pouvant infecter l'utérus, même celle
où le streptocoque n'a rien à faire. Charier (1) rapporte l'observation d'une jeune accouchée qui eut un commencement
d'infection, qu'il attribua à ce que l'accouchement s'était fait
dans une chambre où il y avait eu de la fièvre typhoïde pendant 4 mois, quelque temps auparavant. Il cita le cas à la
Société de médecine d'Angers, où il ne convainquit aucun de
ses collègues. Cependant, le doute n'est guère possible, et il
est certain que bien des faits semblables se sont produits, que
la maladie d'Eberth fût en cause, ou toute autre.

Les dernières recherches de Kelsch et Simonin (2) nous
montrent la présence, dans les poussières, d'une quantité de
micro-organismes, parmi lesquels nous trouvons les staphylocoques, le streptocoque, le bacille d'Escherich, le pneumo-
bacille de Friedlander, etc. Sans doute, les auteurs ont réussi
rarement à faire des inoculations positives. Il n'en reste pas
moins établi que les poussières sont les agents de transmission
les plus actifs d'un grand nombre de maladies contagieuses.
Si les bactéries qui s'y logent ont aujourd'hui une virulence
atténuée, celle-ci pourra reprendre demain toute sa vitalité.

---

(1) CHARIER. Asepsie du milieu obstétrical. *Journal des Prat.*, 11
juillet 1896, p. 436.

(2) KELSCH et SIMONIN. Note sur le rôle pathogénique des poussières
des planchers. *Arch. de méd. et de pharm. militaires*, mars 1898,
p. 169.

D'ailleurs, même amoindrie, cette virulence ne suffira-t-elle pas à faire naître la maladie dans un organisme affaibli ?

Sans doute Germano (1), étudiant la résistance des divers microbes à la dessiccation, pense que le gonocoque doit être rangé, ainsi que le bacille de Pfeiffer, parmi les moins résistants, et que les dangers de sa propagation par les poussières de l'air doivent être très minimes. Mais, encore une fois, cette question n'est pas élucidée.

Il n'en est pas moins vrai que les anciens hôpitaux, par leur manque d'hygiène et leurs locaux plus ou moins défectueux, ne pouvaient qu'augmenter les chances de contagion d'une maladie infectieuse. Il en était ainsi pour l'ophtalmie purulente, ce que savaient fort bien les praticiens de l'époque. Et, à ce propos, Delore racontait l'anecdote suivante (2). En 1865, il se proposait d'aller visiter la crèche de l'hôpital des enfants de la rue de Sèvres. Son ami, le Pʳ Lorain, lui entendant émettre cette intention, lui dit ironiquement : « Vous allez rue de Sèvres apprendre l'art de cueillir les cristallins ». L'ophtalmie purulente y régnait donc en maîtresse. Ajoutons que Delore attribuait l'intensité de l'épidémie aux plafonds bas et à l'accumulation des enfants.

Trousseau, sagace observateur en même temps qu'admirable clinicien, avait bien observé que, lorsque la septicémie puerpérale régnait dans une maternité, jamais les épidémies d'ophtalmies purulentes n'étaient plus meurtrières (3).

Par bonheur, il n'en est plus ainsi aujourd'hui. Dans une clinique, à Baudelocque, par exemple, cette asepsie du milieu est facilement obtenue. Le matériel est parfait, le personnel admirablement dressé. Mais, en clientèle, que de peine, parfois, on aura à faire accepter seulement la propreté la plus élémentaire !

Malgré tout, on insistera sur la nécessité d'une chambre

---

(1) Germano. Die Uebertragung von Infections Krankheiten durch die Luft. *Zeitschrift für Hygiene und Infectionskrankheiten*, 1897, XXVI, p. 273.

(2) Discussion sur le traitement des ophtalmies par les douches oculaires. *Lyon méd.*, 1880, t. XXXIV, p. 15.

(3) Trousseau. Ophtalmie purulente des nouveau-nés. *Journal des connaiss. médico-chirurgicales*, mai 1842, n° 5, p. 177.

propre, bien aérée, claire, exposée au soleil. Le lit sera dépourvu de rideaux.

Si on ne peut obtenir cette concession, on exigera au moins qu'ils soient battus ou lavés, afin qu'ils soient moins infectés vers le temps de l'accouchement. En un mot, on fera tout pour diminuer le plus possible les causes d'infection.

PROPHYLAXIE A LA NAISSANCE

Pendant le travail, il va sans dire que l'accoucheur devra être d'une propreté rigoureuse, égalant, dans la mesure du possible, celle du chirurgien qui pratique une intervention abdominale. Je sais bien que cela est difficile, souvent même impossible, en clientèle. Au moins, ne devra-t-il jamais se départir des règles les plus ordinaires de l'antisepsie, dans les cas où son intervention devra être plus active : présentation du siège, hémorragie placentaire, etc.

C'est au moment de l'accouchement que les injections vaginales acquièrent le plus d'importance, au point de vue de la prophylaxie de l'ophtalmie. Voyons la pratique suivie à Baudelocque. On essaiera de s'en rapprocher le plus possible dans la clientèle privée.

A toute femme qui arrive à la salle de travail, on fait prendre un bain aromatisé avec le mélange suivant :

Sous-carbonate de soude.. . . . . 300 grammes.
Essence de thym. . . . . ⎫
Essence de lavande.. . . . . . . ⎬ *aa* 2 —
   M. s. a.

On veille à ce que la femme fasse une toilette vulvaire soigneuse, et, une fois au lit, on met au-devant de la vulve un tampon d'ouate stérilisée. Bientôt on donne une injection vaginale au biiodure. Le nombre des injections varie suivant la durée du travail. Après chaque intervention, nouveau tampon d'ouate stérilisée au-devant des organes génitaux externes. Au moment où l'expulsion va se produire, on redouble d'attention, tandis que l'on place sur la vulve un tampon imbibé de biiodure. Après la naissance de l'enfant, on fait une injection vaginale avec 2 litres de biiodure.

Traitement prophylactique spécial à l'enfant.

Malgré toutes les précautions prises, l'asepsie a pu rester incomplète et l'œil s'est peut-être infecté. D'où, la nécessité de procéder, aussitôt après la naissance, à sa désinfection.

Il est probable que, depuis fort longtemps, peut-être depuis toujours, les personnes, pour le moins soucieuses de propreté, cherchaient, en même temps qu'elles baignaient le nouveau-né, à débarrasser les cils et les bords palpébraux des mucosités qui pouvaient s'y trouver. Seulement, nulle part, on ne trouve ces préceptes formulés de façon précise, et il faut arriver, je crois, jusqu'à Gibson (1), qui recommande de lotionner les yeux avec une substance capable de neutraliser l'action possible des sécrétions vaginales sur l'appareil oculaire. Peu d'années avant la découverte de Neisser, Bischoff (2), que nous avons déjà vu pratiquer des injections vaginales prophylactiques, désinfecte aussi les yeux de l'enfant, à sa naissance.

Pourtant, il n'est que juste de reconnaître la part si importante que prit Credé dans l'adoption, presque générale, d'un moyen de prophylaxie, dont Valude (3) dit très justement que c'est une mesure comparable à la vaccine dans ses résultats. Si nous ne suivons pas la méthode de Credé, il ne nous en est pas moins permis de l'admirer et de reconnaître en lui un des bienfaiteurs de l'humanité.

Credé (4), après avoir constaté que les injections vaginales

---

(1) Fuchs. Causes et prévention de la cécité., trad. Fieuzal. Paris, 1885, p. 106.

(2) Bischoff. Zur Prophylaxis des Puerperalfiebers. *Correspondenzblatt f. shweizer Aerzte*, 1875, p. 641.

(3) Valude. Maladies des yeux. Traité des maladies de l'enfance, Grancher, Marfan. Paris, 1898, t. V, p. 20.

(4) Credé. Die Verhütung der Augenentzündung der Neugeborenen. *Arch. f. Gyn.*, 1881, Bd. XVII, p. 50.

ne suffisaient pas à amoindrir, de façon notable, l'ophtalmie des nouveau-nés, songe à désinfecter les yeux de l'enfant, aussitôt après la naissance. Il commence par instiller (1879) uue solution de borax à 1 pour 60, mais les résultats ne le satisfont pas. Il emploie alors une solution de nitrate d'Ag à 1 pour 40, dont chaque œil reçoit une seule goutte. Avant les instillations, il faisait procéder à un lavage soigneux des yeux avec une solution d'acide salicylique à 2 pour 100. A partir du 1ᵉʳ juin 1880, tous les nouveau-nés furent soumis à cette médication. Auparavant, il y avait 10 ophtalmies sur 100 nouveau-nés, à la clinique de Credé. Or, voici les résultats du 1ᵉʳ juin 1880 jusqu'en mars 1883 (1) :

1880 (7 mois), sur 211 enfants,	1 ophtalmie.	0,49 pour 100
1881	400 —	1 —	0,25 —
1882	418 —	2 —	0,49 —
1883 (3 mois), sur 131 —	0 —	0 —

Abegg (2) se contente de laver les yeux avec de l'eau pure, immédiatement après la naissance de l'enfant. Sur 2,266 nouveau-nés, il y a 66 ophtalmies, soit environ 3 pour 100.

Sur les conseils d'Alfred Graefe, Olshausen (3) se sert d'une solution phéniquée à 1 pour 100, mais sans faire précéder cette médication d'un lavage des yeux. Il abaisse le nombre des ophtalmies de 12,5 à 6 pour 100. Mais il observe, ce qui est très important, que le pourcentage est bien plus élevé quand il n'a pas agi de suite après la naissance.

Königstein (4), sur 1,092 enfants, pour lesquels il ne fut pris aucune mesure prophylactique, observe des ophtalmies blennorragiques dans la proportion de 4,76 pour 100 et des ophtalmies catarrhales dans 14,5 pour 100 des cas, soit, en tout, un chiffre de 19,26 pour 100. Il adopte ensuite la

---

(1) Credé. Die Verhütung der Augenentzündung der Neugeborenen. *Arch. f. Gyn.*, 1883. Bd. XXI, p. 179.

(2) Abegg. Zur Verhütung der Augenentzündung Neugeborenen. *Arch. f. Gyn.*, 1881, Bd. XVII, p. 502.

(3) Olshausen Zur Prophylaxe der Conjonctivalblennorhœ Neugeborenen. *Centralbl. f. Gyn.*, 22 janvier 1881, n° 2, p. 33.

(4) Königstein. Zur Prophylaxe der Blennorrhoea neonatorum. *Wiener med. Presse*, 11 juin 1882, n° 24, p. 767.

méthode d'Olshausen : lavages fréquents des yeux avec une solution phéniquée à 1 pour 100. Il a, ainsi, 2 pour 100 d'ophtalmies blennorragiques et 6 pour 100 d'ophtalmies catarrales, soit un chiffre total de 8 pour 100 d'ophtalmies. Enfin, sur 1,300 enfants traités par la méthode de Credé, 1/2 pour 100 est atteint d'ophtalmie blennorragique, et 6 pour 100 d'ophtalmie catarrhale, soit en tout 6,5 pour 100.

En 1881, Bayer (1) appliquait la méthode de Credé à 361 enfants, et n'observait aucun cas d'ophtalmie, alors que, l'année précédente, il avait eu 34 ophtalmies sur 354 enfants, soit 9,6 pour 100, et, en 1879, 51 ophtalmies sur 396 enfants, soit 12,9 pour 100.

Sans doute, ces statistiques sont excellentes, mais elles ne portent pas sur un chiffre assez considérable pour entraîner la conviction au point d'adopter sans conteste la méthode de Credé. Mais l'enseignement qu'elles dégagent est précieux : la nécessité d'aseptiser les yeux de l'enfant, afin de le soustraire à l'ophtalmie, et le faire aussitôt après la naissance.

Dans le service de Tarnier, l'acide borique, employé dans 132 cas, donne une proportion d'ophtalmies de 4,54 pour 100 (2).

Le sublimé est employé dans le service de Schröder, où il donne de bons résultats. C'est ainsi que du 1er octobre 1883 au 15 octobre 1884, on instille la solution de sublimé à 1 pour 1,000 chez 1,015 nouveau-nés, et on observe 7 ophtalmies purulentes. On emploie une solution à 1 pour 5,000 chez 460 enfants, du 15 octobre 1884 au 1er avril 1885, et il ne se produit que 2 ophtalmies (3).

Nebel (4), assistant de Kaltenbach, public les résultats obtenus par son maître, qui se contente de laver les yeux avec de l'eau distillée, afin d'en enlever les mucosités. Pas une ophtalmie sur 330 nouveau-nés.

---

(1) Bayer. Ueber Credé's Verfahren zur Verhütung der Augenentzündungen bei Neugeborenen. *Arch. f. Gyn.*, 1882, t. XIX, p. 258.

(2) Connen. Du traitement prophylactique de l'ophtalmie des nouveau nés par l'acide borique. *Thèse*, Paris, 1884 (83-84, 5).

(3) Stratz. Sublimat als Prophylacticum bei Blennorrhoea neonatorum. *Centralbl. f. Gyn.*, 25 avril 1885, n° 17, p. 257.

(4) Nebel. Zur Prophylaxe der Ophthalmoblennorrhoea neonatorum. *Zeitsch. f. Geburtsh. und Gynäk.*, 1888, Bd. XIV, p. 185.

Ahlfeld (1), après avoir remplacé le nitrate d'Ag par le sublimé, en 1883, suit la même conduite que Kaltenbach, depuis 1887, et il n'observe plus d'ophtalmies, résultat qu'il attribue à des injections vaginales mieux faites.

Snell (2) se plaint de ce que la plupart des traités d'obstétrique, usités en Angleterre, ne parlent que fort peu de la prophylaxie de l'ophtalmie des nouveau-nés. Il n'est pas d'avis que les sages-femmes emploient la méthode de Credé, mais il pense qu'il leur suffirait de nettoyer avec soin les paupières et les parties voisines, pour prévenir l'infection conjonctivale. C'était la pratique de Ludwig Korn (3), à la clinique obstétricale de Dresde. Le même système a été introduit dans le Jessop Hospital, à Sheffield. On nettoie les paupières avec des morceaux de linge et de l'eau tiède. Il faut surtout éviter, en lavant le corps de l'enfant, de souiller les yeux.

Valude (4) formule plusieurs griefs contre l'emploi du nitrate d'Ag. D'abord, les sages-femmes ne peuvent l'avoir à leur disposition. De plus, sans parler des instillations mal faites, la solution se décompose, même dans des flacons noirs, donnant lieu à la production d'un oxyde d'Ag. La solution s'affaiblit peu à peu, pour devenir tout à fait inactive. Enfin, la réaction conjonctivale peut être intense et donner même lieu à la production d'un peu de muco-pus. Ce dernier accident peut même aller plus loin, puisque de Schweinitz (5) nous rapporte le cas d'un enfant, né dans de bonnes conditions, et chez qui on appliqua la méthode de Credé. Le soir, il n'y eut qu'un peu de sérosité sanguinolente, mais le lendemain il se produisit une hémorragie conjonctivale abondante, qui ne

---

(1) Ahlfeld. Die Verhütung der infectiösen Augenerkrankungen in der ersten Lebenswoche. *Zeitsch. f. Geburtsh. und Gynäk.*, 1888, Bd. XIV, p. 435.

(2) Snell. The prevention of ophthalmia in the new-born. The *Lancet*, 25 avril 1891, t. I, p. 926.

(3) Ludwig Korn. Ueber die Verhütung der Augenentzündung der Neugeborenen. *Archiv. f. Gyn.*, 1887, t. 31, p. 240.

(4) Valude. Prophylaxie de l'ophtalmie des nouveau-nés par l'insufflation de poudre d'iodoforme. *Ann. d'oculistique*, août 1891, t. CVI, p. 96.

(5) De Schweinitz. A case of persisting hemorrhage from the conjunctiva of a new-born infant, following the instillation of a solution of nitrate of silver. *Medical Record*, 18 avril 1891, vol. 39, p. 456.

cessa que le troisième jour, pour faire place à de la sécrétion purulente.

Valude conseille de remplacer le nitrate d'argent par de l'iodoforme, fréquemment porphyrisé et réduit à l'état de poudre impalpable, que l'on insuffle dans les culs-de-sac conjonctivaux. L'iodoforme séjourne assez longtemps là où il a été déposé, ainsi que le démontre son élimination par le grand angle de l'œil. Tarnier, dans son service, avait adopté la méthode de Valude.

Panas (1) recommande de nettoyer soigneusement les paupières et la conjonctive avec des boulettes de coton hydrophile trempé dans un des liquides suivants : eau chaude stérilisée, acide borique à 4 pour 100, naphtol β à 1 pour 2,000, sublimé à 1 pour 10,000, biiodure de Hg à 1 pour 20,000. Instiller, ensuite, quelques gouttes d'un collyre au nitrate d'Ag à 2 pour 100, dont on neutralisera l'excès par la solution salée, suivant la méthode de Credé.

Abadie (2), à l'exemple de Romiée (3), critique l'application systématique de la méthode de Credé à tous les enfants nouveau-nés, et il pense que l'instillation d'une à deux gouttes de nitrate d'Ag n'est réellement utile que lorsqu'il y a eu infection. Pour lui, la véritable prophylaxie consiste à soustraire la conjonctive de l'enfant à l'influence des germes pathogènes. Donc, laver les yeux de l'enfant, dès sa naissance, ainsi que la peau du voisinage, avec une solution aseptique quelconque, mais inoffensive, eau boriquée ou bouillie, par exemple. Si l'on a des raisons pour craindre une ophtalmie purulente, recourir à la méthode de Credé.

D'autres auteurs ne veulent pas abandonner le nitrate d'argent, mais ils l'emploient à une dose plus faible que Credé. C'est ainsi que Lagrange (4), trouvant caustique la solution à 2 pour 100, se sert d'un collyre à 1/2 ou 2/3 pour 100, dont

---

(1) Panas. Traité des maladies des yeux. Paris, 1894, t. II, p. 215.

(2) Abadie. De l'ophtalmie purulente des nouveaux-nés, complications provoquées par les traitements intempestifs, prophylaxie. *Rev. mens. des mal. de l'enf.*, juillet 1896, XIV, p. 321.

(3) Romiée. De l'ophtalmie purulente des nouveau-nés. *Clinique ophtalmologique*, n° 1, janvier 1896.

(4) Lagrange. Précis d'ophtalmologie, *Collection Testut*. Paris, 1897, p. 187.

il instille plusieurs gouttes. Il obtient ainsi une antisepsie suffisante. Même conduite de la part de Budin (1), à la Maternité, qui employait une solution de nitrate d'Ag à 1 pour 150, dont il faisait instiller 2 gouttes, dans les yeux de chaque enfant, aussitôt après la naissance.

Darier (2) pense que, si ses espérances se réalisent au sujet du protargol ou protéinate d'argent, on pourra employer cette préparation, dans la prophylaxie de l'ophtalmie purulente, en solution à 10 ou 15 pour 100. Il ne devra se produire aucune irritation, ce qui est loin d'arriver avec le nitrate d'Ag. Fürst (3), d'ailleurs, s'en est servi récemment dans 8 cas, et il s'en est bien trouvé.

En résumé, la plupart de ces traitements prophylactiques donnent d'assez bons résultats, mais sont-ils d'un manuel facile et à la portée de tout le monde ? Dans le cas qui nous occupe, il faut en même temps que le moyen proposé soit efficace et d'une application aisée. Nous avons vu que le nitrate d'argent n'était pas entre les mains des sages-femmes. Or, ce sont elles surtout qui ont charge des enfants et qui ont pour devoir de les garantir contre les terribles atteintes de l'ophtalmie. L'iodoforme doit être à peu près comme l'acide borique, sans grande action antiseptique. Nous rejetons le sublimé, l'acide phénique, comme ayant une action défavorable sur l'œil.

Or, le traitement prophylactique préconisé par M. le Pr Pinard, et mis en pratique à Baudelocque, réalise tout ce qu'on peut souhaiter en pareil cas. Il semble que, là encore, ainsi que dans beaucoup d'autres circonstances, M. le Pr Pinard se soit inspiré de ce précepte : « Réaliser le mieux par le procédé le plus simple ». Instiller, aussitôt après la naissance, quelques gouttes de jus de citron ; voilà qui n'est pas d'un manuel bien compliqué. Quant aux résultats, ils sont aussi favorables que ceux fournis par n'importe quel traitement prophylactique.

---

(1) Budin. Statistique de la maternité de Paris du 1er janvier 1895 au 28 février 1898. *L'Obstétrique.* 15 mars 1898, p. 134.

(2) Darier. Guérison de l'ophtalmie purulente par le protéinate d'argent (Protargol). *Clinique ophtalmologique,* 25 mars 1898, p. 61.

(3) Furst. Zur Prophylaxe und Behandlung der Ophtalmo-Gonorrhoea neon. *Fortschritte der Medicin,* 15 février 1898, p. 128.

On a reproché au jus de citron d'être caustique au même
degré que la solution de Credé. Le reproche est sans fonde-
ment, et s'il s'est produit parfois un peu de congestion quelques
heures après le traitement, celui-ci n'en est pas forcément la
cause.

Depuis quelques années, M. le Pr Pinard emploie une
solution d'acide citrique à 5 pour 100, pour des raisons d'éco-
nomie, nous dit Wallich (1).

Voyons de quelle façon il faudra procéder. L'enfant sera
d'abord placé entre les jambes de sa mère, sur un linge chaud,
dans le décubitus dorsal, afin qu'il respire facilement. Le
cordon ne devra être ni pressé, ni tiraillé. Supposons que l'enfant a crié et qu'il respire bien. Avec de la ouate trempée dans
une solution antiseptique, on lavera les parties voisines de
l'œil, après avoir débarrassé les cils et les bords palpébraux
des matières grasses et des mucosités qui peuvent s'y trouver.
Il faudra, naturellement, chaque fois partir de l'œil et rayonner
autour, afin de n'y pas ramener quelque saleté. Les mains de
la personne, adonnée à ce soin, devraient être aseptiques, au
moins dans une maternité, et c'est une pratique dont on n'a
pas l'air de se soucier. Ce n'est donc pas la personne qui a
procédé à l'accouchement qui doit faire la toilette péri-oculaire.
On instillera ensuite quelques gouttes de jus de citron ou
d'une solution d'acide citrique à 5 pour 100.

Tout ceci devra être fait aussitôt après la naissance de l'enfant, avant la ligature du cordon. On se rappelle qu'Ols
hausen (2) avait insisté sur l'importance de la précocité
du traitement. C'est ainsi que lorsqu'il désinfectait les yeux
apres la section du cordon, il avait un chiffre d'ophtalmies de
8,8 pour 100. Mais ce chiffre s'abaissait à 3,6 pour 100,
quand il désinfectait les yeux avant la section du cordon.

Fürst (3) est arrivé aux mêmes conclusions et a montré

---

(1) WALLICH. Traitement des premiers accidents de l'ophtalmie purulente des nouveau-nés. *Rev. prat. d'obst. et de pœd.*. juillet 1895,
p. 199.

(2) OLSHAUSEN. Zur Prophylaxe der Conjunctivalblennorrhœ Neuge-
borener. *Centralbl. f. Gyn.*, 22 janvier 1881, n° 2, p. 33.

(3) FÜRST. Wann soll die Procedur zur Verhütung der Augenentzündung bei Neugeborenen stuttfinden? *Centralbl. f. Gyn.*, 25 août 1883,
n° 34, p. 537.

qu'il se produit deux fois moins d'ophtalmies quand on fait l'antisepsie oculaire aussitôt après la naissance.

Il va sans dire qu'il ne faudra pas compromettre le succès de ce traitement, lors du premier bain, en souillant maladroitement les yeux de l'enfant par des éclaboussures parties de la baignoire, ou de toute autre façon. Tarnier (1) donne le judicieux conseil de pratiquer, à ce moment, l'occlusion des yeux de l'enfant au moyen de deux petits morceaux d'ouate trempés dans une solution boriquée et maintenus fixés par une légère bande de tarlatane, nouée derrière la tête. L'eau du bain pourra encore renfermer du biiodure ou du sublimé.

---

(1) Tarnier. De l'asepsie et de l'antisepsie en obstétrique. Paris, 1894, p. 780.

PROPHYLAXIE APRÈS LA NAISSANCE

Elle doit être instituée afin d'éviter l'ophtalmie secondaire. L'accoucheur, toutes les fois qu'il visitera la femme accouchée, ou qu'il aura à intervenir chez elle, observera les règles de l'antisepsie, comme toujours.

L'accouchée suivra les préceptes de l'hygiène, se tiendra propre, fera des lavages fréquents des mains.

On devine que ce qui domine ici par son importance, c'est l'asepsie du milieu. Nous avons dit que le milieu ne comprenait pas seulement la chambre, l'air, mais aussi toutes les personnes qui peuvent soigner l'enfant ou l'approcher.

Et, c'est surtout la garde malpropre, les parents maladroits qui infectent l'enfant. Notons que l'ophtalmie secondaire est aussi grave que l'ophtalmie primitive.

Or, tout ce que nous avons dit au sujet de l'absolue nécessité d'une asepsie des mains, aussi parfaite que possible, trouve ici son application.

A Baudelocque, où les nourrices doivent se laver les mains au savon, puis les tremper dans une solution antiseptique, avant et après la toilette de chaque enfant, le nombre des ophtalmies secondaires a beaucoup diminué.

La même conduite sera suivie en clientèle.

Tout le linge qui a servi à la femme ou à l'enfant est désinfecté, à la Clinique, au moyen d'une étuve Geneste et Herscher.

Dans les familles pauvres, on recommandera de ne pas faire sécher de linge dans la pièce où repose l'accouchée. Tout tampon d'ouate ne servira qu'une fois et sera ensuite jeté. L'emploi des éponges doit être absolument proscrit.

Mêmes prescriptions qu'avant l'accouchement en ce qui concerne la chambre, l'aération, etc.

Lorsqu'une femme présentera de la lymphangite, on redoublera de soins envers le nouveau-né, car assez souvent on l'a vue coïncider avec l'ophtalmie.

Enfin, dans une Maternité, il est un point très important sur lequel M. le Pr Pinard a insisté : c'est la fixité du personnel. Très souvent, des ophtalmies secondaires, tardives, ne reconnaissent pas d'autre cause que des changements opérés dans les nourrices.

Voici le nombre d'ophtalmies observées, malgré toutes les précautions prises, à la Clinique Baudelocque, depuis le 1re janvier 1890 jusqu'au 31 décembre 1897.

En 1890, sur 1,152 enfants, nés vivants, 27 ophtalmies

	1891	1,571	—	—	13	—
	1892	1,736	—	—	21	—
	1893	1,833	—	—	24	—
	1894	2,043	—	—	38	—
	1895	1,957	—	—	19	—
	1896	2,160	—	—	17	—
	1897	2,151	—	—	27	—
Total..		14,603			186 ophtalmies soit 1,27 9/0	

TRAITEMENT CURATIF.

Avant d'aborder le traitement curatif, tel qu'il est employé
en ce moment à la Clinique Baudelocque, nous allons passer
rapidement en revue quelques-uns de ceux qui furent en honneur soit à cause de l'habileté de celui qui les préconisait soit
pour des raisons de réelle utilité. En somme, on peut les ranger
tous en deux grandes classes. La première est représentée par
les caustiques, au premier rang desquels nous trouvons le nitrate d'argent. Celui-ci est un peu comme les vésicatoires, pour
la pleurésie et la pneumonie. Son nom semble inséparable de
l'ophtalmie purulente, et il est tellement entré dans la rou-
tine, que, malgré tous les méfaits qu'il est facile de relever à
son actif, il n'est pas près d'être abandonné, pour n'être plus
employé que dans des cas très nettement indiqués. La seconde
classe se compose d'agents liquides, inoffensifs pour la muqueuse oculaire, employés en grande quantité sous forme
d'irrigations. Nous allons voir combien leur emploi est plus
facile que celui des caustiques, alors que les résultats qu'ils
donnent sont tout aussi favorables.

Von Grœfe, en 1826, employa pour la première fois le
nitrate d'Ag à la dose de 10 grains par once d'eau dans 3 cas
d'ophtalmie purulente intense: guérison. Je mentionne le traitement suivi par Dupuytren (1), car il a été repris récemment
avec succès (2): instillation, matin et soir, de calomel préparé
à la vapeur, et en plus, le soir, instillation d'une goutte de
laudanum; lavage minutieux à l'eau simple et bandeau fixé sur

---

(1) DUPUYTREN. Ophtalmie blennorragique. Traitement spécial par le
calomel et le laudanum. *Clinique des hôp. et de la ville*, 10 fév. 1829,
t. III, p. 319.

(2) POUKALOW. Calomel pri blennoriéié novarajdionnykh. *Dietskaïa
mieditsina*, mai 1897, p. 184.

les yeux. Mackenzie (1) emploie le nitrate d'argent concurremment avec un collyre, tandis que Boyer (2) conseille uniquement les collyres sédatifs au sublimé.

Dans une leçon clinique sur une femme atteinte d'ophtalmie
purulente consécutive à une gonorrhée, Lawrence (3) préconise le nitrate d'Ag à la dose de 4 grains de nitrate pour 1 once
d'eau distillée.

Velpeau (4), après avoir employé le sublimé dans les proportions d'un grain par once d'eau, prescrit le nitrate d'Ag à
haute dose. Ricord (5) emploie le nitrate d'Ag de préférence à
l'état solide. Après la cautérisation, il fait usage 3 ou 4 fois
par jour d'un collyre, de même composition, à 1 pour 600.
Parfois, il remplace le crayon nitraté par une solution à 1
pour 4. Trousseau (6), dans les cas légers, conseille de faire
des lotions fréquentes avec de l'infusion très chaude de mélilot
ou de cerfeuil, et d'instiller dans l'œil, une ou deux fois par
jour, quelques gouttes d'un collyre au sulfate de zinc ou au
nitrate d'Ag à 3 pour 10,000 seulement. Dans les cas graves,
il veut que l'on touche vigoureusement la conjonctive, et
même la cornée, avec une solution de nitrate d'Ag à 1 pour 5
ou 1 pour 6. L'enfant qui faisait le sujet de la clinique de
Trousseau avait les cornées complètement ramollies le lendemain ; les yeux étaient perdus.

En 1854, von Graefe (7) formule les règles qui doivent présider à l'application du traitement argentique.

Malgré tout, on comprend qu'avec une pareille thérapeutique,
les mécomptes, sans dire plus, devaient être fréquents, et

---

(1) Mackenzie. Practical Obvervations on the Ophthalmia of New-born
Children ; with Cases. *Glasgow med. J.*, 1829, II, p. 412.

(2) Boyer. De l'ophtalmie blennorragique. *Rev. méd. franç. et
étrang.*, 1831, II, p. 235.

(3) Lawrence. Gonorrhœal Ophthalmia in a Femule. *The London
med. and Surg. J.*, t. I, 5 février 1832, p. 5.

(4) Velpeau. Ophtalmie gonorrhéique ; considérations thérapeutiques.
Gaz. des hôp., 3 décembre 1839, p. 566.

(5) Ricord. Considérations pratiques sur le traitement spécial qu'il
convient d'appliquer à l'ophtalmie blennorragique. *Bull. gén. de thér.*,
1842, t. XXII, p. 27.

(6) Trousseau. Ophtalmie purulente des nouveau-nés. *Journal des
connaiss. médico-chirurg.*, mai 1842, n° 5, p. 177.

(7) Von Graefe. Beiträge zur Phisiologie und Pathologie der schiefen
Augenmuskeln. *Archiv. f. Ophthalm.*, 1854, t. I, p. 1.

il était naturel que l'on cherchât une. autre voie. Chassaignac
semble apporter la solution du problème.

Nous nous étendrons donc un peu plus longuement sur le
traitement de Chassaignac par les douches conjonctivales (1),
puisque, en somme, il constitue la première ébauche et comme
la première réalisation du traitement de Kalt, que nous verrons
appliqué à Baudelocque. Chassaignac y fut conduit par une
idée pathogénique non entièrement vraie dans l'ensemble,
comme on va le voir, mais dont les résultats devaient être
excellents. Hunter (2) pensait « que le pus vénérien qui se
« forme dans la gonorrhée ne concourt en rien à entretenir
« la maladie »; plus loin, dans le même paragraphe, il ajoutait: « La surface de l'urètre n'est point susceptible d'être
« irritée par le pus qu'elle a sécrété elle-même; elle ne peut
« être irritée que pendant un certain temps, de sorte que si
« l'on continuait à appliquer du pus vénérien nouveau sur la
« surface de l'urètre d'un homme atteint de gonorrhée, sa
« gonorrhée se dissiperait tout aussi promptement que si une
« pareille application n'était point faite et qu'au contraire on
« prît beaucoup de peine à déterger la surface malade du pus
« formé par elle ». On peut voir que l'idée n'était pas si mau-
vaise, et qu'elle se rapproche bien près des découvertes ac-
tuelles à propos de la muqueuse vaginale et de son pouvoir de
repullulation gonococcienne. Mais Chassaignac, qui pensait
que la théorie de Hunter était la contre-partie directe de ses
idées sur la pathogénie blennorragique, ce que n'avait pas dit
Hunter, croyait que le flux blennorragique, bien entretenu,
pouvait se renouveler sans fin, mais que, néanmoins, chaque
« molécule blennorragique », comme il l'appelait, n'ayant
qu'une durée déterminée, il s'agissait de soustraire la muqueuse, vaginale ou oculaire, à l'action de l'agent virulent,
pendant un temps supérieur à sa durée. D'où l'idée des douches
conjonctivales, venant après les douches vaginales, qu'il avait
imaginées pour le traitement de la blennorragie génitale de la
femme.

---

(1) Chassaignac. *Revue de thérap. médico-chirurg.*, 1854, p. 589.
(2) Hunter. Traité de la maladie vénérienne, traduit de l'anglais par
G. Richelot, annoté par Ph. Ricord, 1852, p. 68,

Le liquide employé pour les douches oculaires, était de l'eau froide. Le savant chirurgien de Lariboisière y ajoutait des applications continues de glace, afin de combattre l'élément inflammatoire très intense, toujours associé à l'affection spécifique. Dès l'année 1847 (1), il avait insisté sur l'action heureuse des douches conjonctivales et de l'irrigation prolongée de la face interne des paupières pour amener la guérison rapide de l'ophtalmie. « Cette action est telle, dit-il, que dans « un service où l'on avait à déplorer presque journellement la « cécité d'un ou plusieurs enfants nouveau-nés, par suite du « ramollissement de la cornée, ramollissement qui est quel- « quefois complet au bout de quarante-huit heures, il n'y a « pas eu, depuis l'établissement de l'irrigation, un seul exemple « de cet accident funeste ».

Cependant, les partisans du nitrate d'argent ne l'abandonnent pas, pour cela. Seulement, ils deviennent de plus en plus circonspects et insistent sur les précautions à prendre dans son application. C'est ainsi qu'Alf. Gräfe (2) prescrit le nitrate d'argent, mais il semble redouter les complications que pourrait faire naître son emploi intempestif, et cette préoccupation l'absorbe par-dessus tout. D'autres auteurs limitent son usage aux cas très graves. Stellwag von Carion (3), par exemple, recommande l'eau de Saturne, alors que l'ophtalmie est légère. Dans les cas plus aigus, il veut que les culs-de-sac conjonctivaux soient touchés, une à trois fois par jour, au nitrate d'argent.

Abadie (4), un des plus fidèles partisans du traitement argentique, emploie le crayon mitigé (1 de nitrate d'argent pour 2 de nitrate de potasse) avec lequel on doit cautériser, une ou deux fois par jour, suivant l'intensité de l'inflammation, les différents points de la conjonctive, mais surtout les

---

(1) Sur la nature et le traitement de l'ophtalmie purulente des enfants (Lettre de M. Chassaignac à M. Velpeau). *C. R. de l'Acad. des sciences*, séance du 23 août 1847, t. XXV, p. 317).

(2) Alf. Grafe. Ueber die Behandlung der Conjunctival-Blennorrhoe. *Berlin. klin. Woch.*, 1868, p. 61.

(3) Stellwag von Carion. Lehrbuch der praktischen Augenheilkunde. Vienne, 1870, p. 444.

(4) Abadie. Quelques considérations à propos du traitement de l'ophtalmie purulente. *Bull. gén. de thérap.*, 1877, p. 448.

culs-de-sac, qui sont les vrais foyers de la maladie. Il ajoute, comme complément indispensable de cette médication, l'application continue de compresses glacées sur les paupières pendant au moins 48 heures.

Rieux (1), dans la séance du 12 avril 1880 de la Société nationale de médecine de Lyon, rapportait la statistique des enfants entrés et traités dans la salle des ophtalmies de 1836 à 1842, et trouvait sur un total de 1,811 entrés un nombre de 1,293 morts, soit le chiffre énorme de 71,40 pour 100. C'était donc avec juste raison que Delore, dans la même séance, rappelait le rôle important joué par Rieux dans la propagation de la méthode de Chassaignac et le félicitait des résultats si beaux qu'il avait obtenus, en rendant à de nombreux enfants la vue qu'ils étaient sur le point de perdre, en même temps qu'il leur donnait la vie pour une seconde fois.

C'est surtout à partir de cette époque que les irrigations oculaires vont entrer dans la pratique, soit pour obtenir une asepsie aussi parfaite que possible de la conjonctive avant de procéder aux diverses opérations qui peuvent se pratiquer sur l'œil, soit comme moyen exclusif ou partiel de traitement de l'ophtalmie purulente. Il faudra trouver une instrumentation commode, et c'est ce que ne manqueront pas de faire les auteurs qui s'occupent particulièrement de la question. Chassaignac (2), en effet, pratiquait ses douches oculaires au moyen d'un réservoir, pouvant contenir 10 à 12 litres, et situé à une hauteur de 2 à 3 mètres. De la partie inférieure, partaient 2 ou 3 robinets, munis de tubes de caoutchouc de dimension variable ; ces tubes étaient terminés par une canule, à ouverture unique ou multiple. Foucher, qui rapporte le fait, suivait la même pratique, très malaisée, on en conviendra.

Andrews (3) imagine un blépharostat au moyen duquel il cherche à faire pénétrer le liquide employé dans les culs-de-sac conjonctivaux. L'instrument d'Osio (4), qu'il emploie dans

(1) Discussion sur le traitement des ophtalmies par les douches oculaires. *Lyon médical.* 1880, t. XXXIV, p. 15.

(2) FOUCHER. Additions à l'édition française du Traité pratique des maladies des yeux de Wharton Jones. Paris, 1862, p. 73.

(3) ANDREWS. Contagious conjunctivitis ; its causes, prevention, and treatment. *New-York med. J.*, t. XLII, 31 octobre 1885, p. 481.

(4) OSIO. De la oftalmia purulente del recien nacido. Madrid, 1886.

le traitement de l'ophtalmie purulente, est un releveur palpébral, creux, percé de nombreux trous sur ses faces et sur ses
bords.

En 1892, A. Terson (1) se sert d'un releveur, semblable à
celui d'Osio, mais dont les orifices sont plus larges. Tout
récemment, il a préconisé l'emploi, pour les lavages dans
l'ophtalmie purulente, d'un releveur courbe à très large
rainure, muni d'un tube et d'une lumière, eux aussi, très
larges (2).

Le traitement argentique est à nouveau préconisé par
A. Trousseau (3). Il proscrit les caustiques solides, les divers
crayons, susceptibles, pense-t-il, de s'effriter et de laisser des
parcelles. Il emploie une solution de nitrate d'Ag à 3 pour 100,
et cautérise au moyen d'un pinceau. Il faut prolonger la cautérisation jusqu'à ce que la conjonctive soit devenue blanche, et
l'on devra atteindre les culs-de-sac. Concurremment, lavages
fréquents des yeux avec une solution de sublimé à 1 pour 2000.

De Wecker (4) emploie une solution de nitrate d'Ag à 4
pour 100, mais il ne cautérise qu'après avoir scarifié préalablement la muqueuse dans tous les sens. S'il y a gonflement
et raideur marqués, section de la commissure externe.

Lagrange (5), en 1893, présente à la Société de Chirurgie
un instrument se composant d'un écarteur à manche, creux
au lieu d'être plein, et laissant échapper le liquide antiseptique par des trous creusés, au nombre de trois, sur le bord
convexe de la valve oculaire. Le laveur d'Osio présente un
nombre d'orifices plus considérable. Lagrange ajoute qu'il a
fait construire ce laveur pour le traitement de l'ophtalmie gra-
nuleuse, mais qu'il pourra rendre de grands services dans le
traitement de l'ophtalmie purulente. Le liquide doit avoir une
pression d'eau de 2 mètres ou 2^m,50.

---

(1) A. Terson. Les irrigations de permanganate dans le traitement de
l'ophtalmie blennorragique. *Arch. d'ophtalm.*, septembre 1892.

(2) A. Terson. Technique ophtalmologique. Paris. 1898. p. 133.

(3) A. Trousseau. L'ophtalmie blennorragique. *Gazette des hôp.*,
19 janvier 1892, p. 72.

(4) De Wecker. Le traitement de l'ophtalmie blennorragique. *Gaz.
des hôp.*, 22 mars 1892, p. 325.

(5) Lagrange. Note sur le traitement chirurgical de l'ophtalmie gra-
nuleuse. *Bulletin de la Soc. de chir.*, séance du 1er février 1893, p. 76.

Dans son Précis, paru l'année dernière, l'auteur (1) formule ainsi le traitement de l'ophtalmie purulente : cautériser la conjonctive avec le crayon mitigé (1 partie de nitrate d'Ag pour 2 de nitrate de K). Deux ou trois cautérisations doivent juguler l'affection. Dans la suite, un collyre au nitrate d'Ag au 100ᵉ est suffisant. Il importe essentiellement d'adjoindre à ce traitement de grands lavages à l'eau boriquée, pratiqués toutes les deux ou trois heures, au moyen de son laveur oculaire, à propos duquel il ajoute, en y insistant : « L'idée qui nous a guidé dans la création de notre irrigateur a été de laver l'œil avec l'instrument qui sert à l'ouvrir ».

Tarnier (2) faisait faire des cautérisations bi-quotidiennes de nitrate d'Ag à 1 pour 30, et, toutes les heures ou toutes les deux heures, suivant l'intensité de la suppuration, des irrigations froides avec une solution contenant 10 centigrammes d'extrait d'opium par litre d'eau.

Panas (3), après avoir chassé le pus, au moyen d'une douche froide ou tiède renfermant du sublimé à 1 pour 5000, ou du naphtol β à 1 pour 1000, ou encore du permanganate de K à 1 pour 2000 ou 1 pour 5000, cautérise la conjonctive tarsienne et les culs-de-sac soit avec le crayon mitigé (1 partie de nitrate d'Ag pour 3 ou 5 de nitrate de potasse fondu), soit avec une solution de nitrate d'Ag à 2 ou 3 pour 100. Il instille ensuite une solution salée, puis il lave aussitôt avec de l'eau distillée stérilisée, pour empêcher l'adhésion à la conjonctive du précipité de chlorure d'Ag, qui s'est ainsi produit.

Brun (4) imagine un laveur dont l'extrémité palpébrale est un peu incurvée dans le sens transversal, de façon à se mouler sur la convexité du globe oculaire. Deux minces lames métalliques, unies latéralement, mais séparées par une large rainure, à la partie moyenne, composent cette extrémité : par suite de ce dispositif, le liquide employé peut couler avec

---

(1) Lagrange. Précis d'ophtalmologie, collection Testut. Paris, 1897, p. 180.
(2) Tarnier. De l'asepsie et de l'antisepsie en obstétrique. Paris, 1894, p. 781.
(3) Panas. Traité des maladies des yeux. Paris, 1894, t. II, p. 206.
(4) Brun. De la désinfection des culs-de-sac conjonctivaux. *Presse méd.*, 27 octobre 1894, p. 342.

abondance, sous la pression voulue. Pour l'ophtalmie purulente, l'auteur transforme l'instrument précédent en une canule en caoutchouc, dont l'extrémité palpébrale est de forme identique et dont l'extrémité opposée peut s'adapter au tube de caoutchouc d'un réservoir quelconque.

L'écarteur-laveur de Fage (1), que son auteur présente à la Société médicale de Picardie, le 6 février 1895, ressemble au releveur palpébral de Desmarres, mais il en diffère par une valve fenêtrée portant le long et tout près de son bord antérieur une rainure à bords mousses par où le liquide peut s'échapper largement, en nappe, et non plus en minces filets, comme dans l'écarteur de Lagrange.

Le 17 juillet 1895, Kirmisson présente à son tour un écarteur laveur à la Société de chirurgie.

La même année, Barbary (2) montre les difficultés et les inconvénients du traitement argentique.

Abadie (3), toujours fidèle au traitement argentique, rejette l'emploi des solutions de sublimé combiné à l'insufflation de poudre d'iodoforme, ce qui expose à la production d'iodure de Hg, dont la nocivité est extrême pour la cornée. Hjort (4), professeur de clinique chirurgicale à la Faculté de Christiania, se contente de faire des instillations de nitrate d'argent à 1 pour 1000, après avoir pratiqué préalablement des lavages à l'eau oxygénée à 1 ou 1,5 pour 100. On répète ces manœuvres d'abord 4 fois par jour, puis on les espace, à mesure que l'inflammation diminue. Il n'est pas besoin de retourner les paupières.

Chartres (5) combine les cautérisations au nitrate d'Ag avec les irrigations pratiquées avec le laveur de Lagrange. Lorsqu'il

---

(1) Fage. Écarteur-laveur des paupières. *Gazette méd. de Picardie*, n° 2, février 1895, p. 47.

(2) Barbary. Méthode des grands lavages dans le traitement de l'ophtalmie purulente principalement au moyen de l'entonnoir laveur du Dr Kalt. *Thèse*, Paris, 1895 (1894-95, 2).

(3) Abadie. De l'ophtalmie purulente des nouveau-nés. Complications provoquées par les traitements intempestifs. Prophylaxie. *Revue mens. des mal. de l'enfance*, juillet 1896, XIV, p. 321.

(4) Hjort. Behandling af Blennnorrhæa neonatorum. *Norsk. Mag. f. Lægevidensk*, 1896, XI, p. 823.

(5) Chartres. Contribution à l'étude de l'ophtalmie purulente des nouveau-nés. *Archives cliniques de Bordeaux*, décembre 1896, n° 12, p. 565.

y a impossibilité de renverser les paupières, il fait, à l'exemple de Critchett (1), la canthoplastie ou section de la commissure externe. Il est bien entendu que nous proscrivons absolument cette opération. Quand la suppuration est tarie, Chartres supprime les cautérisations mono ou biquotidiennes et les remplace par un collyre au nitrate d'Ag à 1 pour 100 ou 1 pour 200. D'ailleurs, il attache une grande importance aux grands lavages : « C'est souvent de la façon dont ils se font, dit-il, que dépend le sort des yeux de l'enfant ».

Vian (2), de Toulon, préconise l'emploi des solutions concentrées de permanganate de potasse, dont il n'a eu qu'à se louer, depuis trois ans qu'il l'a mis en pratique. Voici sa technique : dans les ophtalmies moyennes, une cautérisation par jour avec une solution de permanganate de K à 1 pour 10 ; fréquents lavages boriqués chauds. Dans les cas graves, 2 cautérisations quotidiennes avec une solution à 1 pour 10 et même 1 pour 8 ; cataplasmes de fécule de riz renouvelés toutes les heures, pendant les 4 ou 5 premiers jours, puis toutes les 2 heures ; entre chaque cataplasme, lavages avec une solution boriquée chaude, ou permanganatée à 1 pour 2,000. On fera les cautérisations comme s'il s'agissait d'acide chromique : on prendra une tige de bois et de métal, et non pas un pinceau, on enroulera autour d'une de ses extrémités un peu d'ouate aseptique, qu'on trempera dans la solution de permanganate. L'auteur reconnaît que le nitrate d'Ag peut être rendu responsable du quart au moins des taies et nécroses de la cornée, survenant après son application.

Le calomel, en poudre fine, a été employé par Poukalow (3) dans 57 cas. L'auteur préconise cette méthode qui peut être mise en usage par tout le monde. Les yeux doivent être lavés avec de l'eau boriquée à 2 pour 100. Dans les cas graves, on

---

(1) Critchett. Un cas d'ophtalmie gonorrhéique guéri par un nouveau moyen thérapeutique. *Congr. périod. internat. des Sc. méd.*, *C. R.* Amsterdam, 1881, VI, p. 289.

(2) Vian. Des solutions concentrées de permanganate de potasse dans le traitement de l'ophtalmie purulente chez le nouveau-né et chez l'adulte. *Recueil d'ophtalm.*, 1897, p. 450. Résumé dans *Ann. d'oculistique*, mai 1897, t. CXVII, p. 371.

(3) Poukalow. Calomel pri blennoriéié novarajdionnykh. *Dietskaïa mieditsina*, mai 1897, p. 184.

peut, en outre, appliquer des compresses, trempées dans une solution salée à 1 pour 100, afin de renforcer l'action du calomel en donnant du sublimé à l'état naissant.

Valude (1), dans les cas graves, associe les irrigations chaudes aux cautérisations au nitrate d'argent, à 3 pour 100, pratiquées 2 fois par jour. Mais il insiste sur la nécessité de l'examen soigneux de la conjonctive et de la cornée, car le nitrate, même en solution faible, peut, chez des yeux prédisposés, amener la production d'escarres cornéennes.

Parmi les nouveaux sels d'argent introduits en thérapeutique, Darier (2) donne la préférence à l'argentamine, en solution à 10 pour 100, avec lequel il fait des cautérisations 2 fois par jour, et même plus, s'il le faut. Il laisse entrevoir que le protargol pourrait être supérieur à l'argentamine.

Fürst (3) a traité récemment 16 ophtalmies purulentes, primitives ou secondaires, avec le protargol. Il l'appliquait 3 fois par jour, en solution à 5 ou 10 pour 100. Il a obtenu de bons résultats.

Darier (4) vient de revenir sur sa première communication et il se montre enchanté des résultats obtenus avec le protargol, qui pourrait même s'employer à l'état de pureté, sans produire d'escarre conjonctivale ou cornéenne. Voici la technique qu'il conseille. Cautérisations biquotidiennes au pinceau avec la solution à 20 pour 100 ; si l'amélioration ne survient pas rapidement, recourir à la solution à 50 pour 100, que l'on devra employer dès le début dans les formes graves ou anciennes. Quand la suppuration sera sur son déclin, continuer pendant quelques jours l'emploi d'un collyre au protargol à 5 pour 100, que l'on aura eu soin de prescrire dès le début, afin de renforcer l'action des cautérisations. Il est curieux de voir que l'auteur, jusque-là partisan du traitement argentique classique, dès qu'il se trouve en présence d'un nouveau sel d'argent, qu'il

---

(1) VALUDE. Maladies des yeux. Traité des maladies de l'enfance. Grancher, Marfan. Paris, 1898, p. 21.

(2) DARIER. Des nouveaux sels d'argent en thérapeutique oculaire. *Clinique ophtalmologique*, 10 janvier 1898, p. 1.

(3) FÜRST. Zur Prophylaxe und Behandlung der Ophtalmo. Gonorrhoea neonatorum. *Fortschritte der Medicin*, 15 février 1898, p. 128.

(4) DARIER. Guérison de l'ophtalmie purulente par le protéinate d'argent (Protargol). *Clinique ophtalmologique*, 25 mars 1898, p. 61.

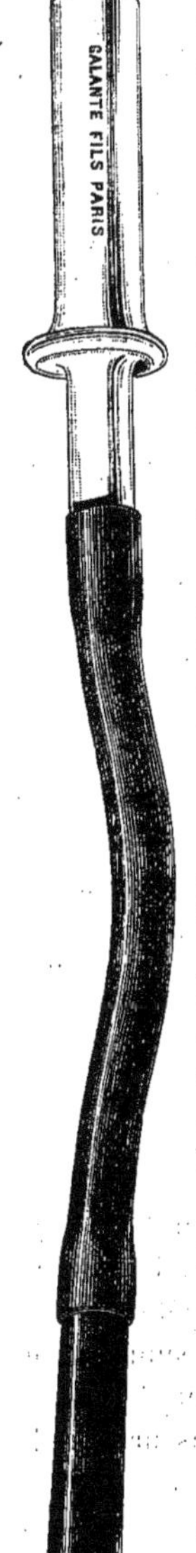

croit d'une efficacité au moins égale à celle du nitrate d'argent, est le premier à reconnaître à celui-ci ses inconvénients et ses dangers.

Arrivons au traitement curatif suivi en ce moment à Baudelocque. Du commencement de l'année 1890 jusqu'au 1er octobre 1894, on employa le traitement argentique combiné aux lavages fréquents à l'eau phéniquée. Le solution de nitrate fut au début à 1 pour 50, puis, dans la suite, à 1 pour 100. On faisait ordinairement 2 cautérisations par jour. L'eau phéniquée était à 1 pour 300.

Le 7 août 1894, Kalt présentait à l'Académie de médecine un entonnoir-laveur que nous décrirons plus loin. MM. les P^{rs} Pinard et Panas furent nommés rapporteurs. A partir du 1er octobre de la même année, M. le Pr Pinard adoptait la méthode de Kalt à Baudelocque. A partir du 1er octobre 1895, le permanganate de chaux fut substitué au permanganate de potasse, comme étant moins irritant.

Le tube de Kalt ci-contre a la forme d'un spéculum de Politzer, dont l'extrémité vulvaire serait emprisonnée par les paupières, tandis que l'extrémité cervicale s'adapterait à un tube de caoutchouc, partant d'un réservoir. Le tube peut être construit en verre ou en ébonite.

On se sert d'une solution de permanganate de potasse à 1 pour 5,000, que l'on peut ainsi formuler :

Permanganate de potasse . .   .   .   .   20 grammes.
Eau distillée   250   —
Dissolvez.

Une forte cuillerée à café, soit 6 centimètres cubes, sera ajoutée à 2 litres d'eau à la température de 25 à 30°. Les 2 litres serviront pour un seul œil. Le permanganate de chaux s'emploie à la même dose. Comme réservoir, on pourra utiliser un bock à injections vaginales. Kalt (1) recommande expressément de ne pas dépasser une pression de 25 centimètres.

Voici la manière de procéder à ces irrigations. L'enfant, posé sur les genoux d'une nourrice, présente la face tournée en haut, les pieds plus élevés que la tête. On introduit d'abord l'entonnoir sous la paupière inférieure, et, afin de ne pas toucher à la cornée, on a eu soin d'amorcer l'instrument et de faire couler le liquide avant son introduction. L'entonnoir est ensuite placé sous la paupière supérieure. Il tient alors par la seule contraction de l'orbiculaire. Mais bientôt les deux culs-de-sac sont distendus par le liquide et forment bourrelet. La muqueuse est ainsi déplissée et partout soumise à l'action du permanganate. Le liquide ressort par les fentes palpébrales, sur les côtés du laveur, et sera recueilli par une cuvette de tub, par exemple, que l'on aura placée à terre à cet effet. Le bock-réservoir peut être placé sur une table. L'irrigation terminée, on retire le laveur en soulevant la paupière supérieure avec le doigt. On essuie les yeux avec de la ouate stérilisée.

A Baudelocque, les irrigations sont pratiquées par les sages-femmes, 2 fois par jour, dans les cas ordinaires. En outre, toutes les 2 heures, les nourrices, chargées des enfants, font des lavages des paupières soit avec la solution employée pour les irrigations, soit avec de l'eau phéniquée à 1 pour 300, suivant la coutume suivie en ce moment.

Dans les cas d'ophtalmie bilatérale, il faut que l'entonnoir-laveur soit désinfecté après avoir servi au premier œil et avant d'être adapté au second, car le gonocoque peut avoir une virulence différente dans chaque œil.

Si l'ophtalmie est unilatérale, on doit protéger l'œil sain par un pansement occlusif soigneusement fait, mais, malgré cela, on sera obligé de coucher l'enfant sur le côté malade, ce qui malheureusement ne fait qu'augmenter la suppuration par suite de la stase sanguine, mais empêche que le pus ne coule du côté de l'œil sain, car on ne peut être assuré que la contamination ne se fera pas de cette façon.

---

(1) KALT. Traitement des maladies de la conjonctive. Traité de thérapeutique de Robin, Paris, 1897, p. 180.

Il est évident que tout ce que nous avons dit au sujet de la désinfection dés mains est applicable ici. La personne qui fait l'irrigation doit se désinfecter avant et après. Si l'enfant a une double ophtalmie, cela fait une légère perte de temps, et voilà tout. L'essentiel est non pas d'aller vite mais d'aller bien.

Terson (1) donne le schéma d'un tube de Kalt modifié dans le but de soustraire la cornée au jet du liquide. Pour cela, on placerait au centre de l'ouverture du tube une plaquette concave qui ferait dévier le liquide latéralement. Darier aurait eu, paraît-il, la même idée.

Nous discuterons tout à l'heure pour savoir si l'indication existe réellement.

Disons d'abord qu'il y a longtemps que Kalt avait eu la même pensée. Il a même réalisé expérimentalement l'idée de Terson et Darier en appliquant une mince rondelle de gélatine sur la cornée de l'enfant, tandis que le liquide n'était en contact qu'avec les culs-de-sac conjonctivaux. Or, cette manœuvre n'a amené aucune sorte de modification dans le traitement de l'ophtalmie.

De plus, en modifiant le tube de Kalt, il faudra le construire en métal, en faire un instrument compliqué. Or, si nous supprimons la simplicité de l'appareil, nous en limitons par là même la vulgarisation, et c'est justement un des buts principaux qu'il remplit.

D'ailleurs, l'indication n'existe pas. Terson parle de jet. Or, il n'y a pas de jet à proprement parler avec une pression de 25 à 30 centimètres, qui, nous l'avons bien dit, ne doit jamais être dépassée. Il est d'ailleurs bien facile de s'en assurer. Mettez le bock-réservoir à 30 centimètres au-dessus du plan d'une table. Laissez le tube sur la table, l'eau coulant à vide, et vous verrez que l'onde liquidienne ne s'avancera jamais plus loin que 10 ou 15 centimètres. On conviendra que c'est là un jet bien faible.

On pourra peut-être reprocher aux irrigations de favoriser la production des œdèmes de la cornée, quand celle-ci est

____

(1) Terson. Technique ophtalmologique. Paris, 1898, p. 133.

ulcérée. Sans doute l'œdème cornéen présente un aspect peu rassurant pour l'entourage, et il peut même en imposer, chez des gens non prévenus, pour une fonte purulente qui va se produire. On dirait une cornée cadavérique. Seulement, c'est l'eau qui s'est infiltrée entre les lames de la cornée d'avant en arrière, tandis que, chez le cadavre, l'infiltration est causée par l'humeur vitrée, et d'arrière en avant. Il ne faut pourtant pas s'en exagérer la gravité. Kalt a fait des expériences à ce sujet, dont voici le résumé. Au moyen d'une seringue de Pravaz, il injectait, dans le tissu de la cornée d'un lapin, une certaine quantité d'eau. Un seul œil était injecté, l'autre devant servir de témoin. Puis, dans les deux yeux, il greffait du streptocoque provenant de dacryocystite. Or, l'évolution morbide n'était en aucune façon plus accentuée du côté injecté.

Bien plus, l'œdème cornéen peut se produire chez des enfants uniquement nitratés, chez qui on n'a jamais pratiqué d'irrigations. C'est ainsi que plusieurs fois Kalt, pensant faire un diagnostic rétrospectif, demandait aux parents d'un enfant, dont il apercevait des restes d'œdème, si celui-ci n'avait pas été irrigué. Et on lui répondait que l'enfant n'avait jamais été que nitraté. On devine combien Kalt était enchanté de la réponse.

Cependant, il ne faudra pas s'alarmer si la cornée ne revient pas de suite à son état normal. L'éclaircissement complet peut se faire attendre un temps fort long, un mois même dans quelques cas.

D'ailleurs, les indications de Kalt sont formelles. Lorsque la cornée est ulcérée, il faut, comme dans les cas ordinaires, se rendre maître de la suppuration, et le moyen le plus sûr d'y arriver est d'employer les irrigations. Dès que la suppuration diminue, il faut supprimer le permanganate pour faire une cautérisation par jour de nitrate d'argent.

Enfin, il est des cas foudroyants, qui évoluent en trois ou quatre jours, pour arriver à la perforation de la cornée, et contre lesquels il n'existe pas de médication qui en puisse triompher, le permanganate pas plus que le nitrate, car le véritable spécifique de l'ophtalmie purulente est encore à trouver. Peut-être pourrons-nous, dans un avenir prochain, faire usage, alors, des injections de sérum antigonococcique.

Les premiers essais, tentés par de Christmas (1) sur les animaux, sont assez positifs pour nous le faire espérer.

Il est évident que la méthode de Kalt, par ses résultats, par son application facile, à la portée de tous, est, jusqu'à nouvel ordre, le meilleur traitement de l'ophtalmie purulente.

Nous n'insisterons pas sur les dangers, sur les inconvénients du nitrate d'argent. Envisageons le cas du médecin de campagne. En lui accordant le savoir d'un oculiste distingué, il ne pourra vraisemblablement pas se rendre matin et soir auprès d'un enfant dont les parents habitent peut-être fort loin.

Il n'en est pas de même avec le tube de Kalt. Il suffira au médecin de montrer à une garde quelque peu intelligente, à n'importe qui, la manière de l'employer. Si on explique la chose clairement et simplement, elle sera aisément comprise et heureusement appliquée.

On pourra juger des excellents résultats fournis par la méthode de Kalt, à la clinique Baudelocque, en consultant les tableaux que l'on trouvera plus loin.

Disons, à ce propos, qu'un grand nombre de femmes emmènent leur enfant, alors que celui-ci n'est pas guéri, quels que soient les efforts que l'on tente pour les retenir. Il faut absolument qu'on puisse les contraindre soit à rester à l'hôpital jusqu'à la guérison complète de l'enfant, soit à laisser leur enfant dans un local spécial où il pourrait être nourri et recevoir en même temps les soins du médecin. Il y va de l'intérêt des enfants : la question devrait être résolue au plus tôt.

En résumé, si l'on veut pratiquer le traitement argentique, il faut employer le nitrate d'argent sous la forme solide, crayon pur ou mitigé (1 partie de nitrate d'argent pour 2, 3 ou 5 de nitrate de potasse), ou en collyre au moyen d'un pinceau. Mais, dans ce cas, il est besoin d'une touche de main, d'un doigté spécial, qui ne se peut acquérir qu'à la longue et lorsqu'on s'est adonné d'une façon particulière à l'oculistique. Il faut d'ailleurs cautériser quand il le faut, et ne pas aller promener le pinceau ou le crayon sur une muqueuse saignante,

---

(1) De Christmas. Contribution à l'étude du gonocoque et de sa toxine. *Ann. de l'Institut Pasteur*, 25 août 1897, p. 633.

dépourvue d'épithélium. Nous n'insistons pas d'ailleurs sur les difficultés parfois extrêmes d'un semblable traitement : chémosis violent, blépharospasme, etc. Car il faut que la paupière soit retournée complètement. Quant à pouvoir doser et limiter l'action du nitrate d'argent liquide, cela est impossible. Il y a une question de densité des liquides conjonctivaux qui n'est pas partout la même ; il doit en être ainsi, encore, de la cohésion moléculaire des divers tissus enflammés. Ce qui fait que le pouvoir de diffusion et d'absorption sera différent suivant les points considérés. Si quelque part, la cornée a de la tendance à s'ulcérer, la solution argentique y pénétrera très facilement, à cause du ramollissement des tissus, et le mal sera accompli fatalement, alors qu'une thérapeutique rationnelle eût pu le faire tourner court.

Donc, comme d'une part chaque village de France ne peut pas posséder un oculiste, comme d'autre part le traitement par les irrigations donne d'aussi bons résultats que le traitement argentique, il est tout naturel de le préférer, vu la simplicité de son manuel opératoire.

Nous présentons, ici, tous les cas d'ophtalmies que nous avons relevés à partir du 1ᵉʳ octobre 1894, époque où fut adoptée à la Clinique la méthode du Dʳ Kalt, jusqu'au 31 décembre 1897. Nous rappelons que du 1ᵉʳ octobre 1894 jusqu'au 1ᵉʳ octobre 1895, on fit des irrigations et lavages au permanganate de potasse. Depuis ce moment, on a remplacé le permanganate de potasse par le permanganate de chaux, qui a servi aux irrigations et lavages jusqu'au 1ᵉʳ juillet 1897. Du 1ᵉʳ juillet à la fin de la même année, irrigations au permanganate de chaux et lavages à l'eau phéniquée.

Les différentes rubriques de ces tableaux se comprennent d'elles-mêmes. Les numéros sont ceux des observations, tels qu'ils se trouvent inscrits sur les registres de M. le Pʳ Pinard. Les suites de couches ont été considérées comme n'étant plus normales à partir de 37°,5 ; nous n'avons indiqué que la température maxima, suivie de la mention du ou des jours où celle-ci fut atteinte. Certaines femmes ont passé plusieurs jours au dortoir avant d'accoucher ; nous avons noté cette particularité. Enfin, la plupart des enfants non guéris, s'ils n'étaient pas adressés aux Quinze-Vingts, dans le service du Dʳ Kalt, ont dû quitter la Clinique, parce que leur mère, comme nous l'avons déjà dit, se sont refusées, d'une façon absolue, à rester, alors même qu'il eût suffi d'un nombre minime de jours, pour que la guérison fût complète, et quelque insistance qu'on ait mis à les convaincre ; ces femmes ont été aussi désignées.

On remarquera que, par suite du traitement employé, il n'y a eu ni perforation de la cornée, ni perte de la vision. Les cas d'opacité cornéenne, s'ils étaient légers, ont guéri avec un néphélion ; on sait que lorsque ce dernier est peu accentué, la *restitutio ad integrum* peut se produire au bout de deux ans.

ANNÉE 1894 (3 DERNIERS MOIS) 10 OPHTALMIES

NUMÉROS	PARITÉ	AGE DE LA GROSSESSE	PRÉSENTATION ET POSITION	DURÉE DU TRAVAIL	DURÉE DE L'EXPULSION	RUPTURE DES MEMBRANES	LIQUIDE AMNIOTIQUE	SUITES DE COUCHES	DATE DE LA NAISSANCE	SEXE	POIDS DE L'ENFANT	DÉBUT DE L'OPHTALMIE	UNI OU BILATÉRALE	DATE DE LA SORTIE	ÉTAT DE L'ENFANT à la sortie	OBSERVATIONS
1674	I	8 mois 1/2	OIDP	10ʰ 50′	30′	artif. à D. C.	N	N	12 octobre	M	3180	1er jour	bil.	27 octobre	guéri	F. au dortoir depuis 12 jours. Ophtalmie traitée pendant 6 jours par nitrate d'Ag. et lavages à l'eau phéniquée. A partir du 18 octobre, 2 irrig. par jour au permang. de K et lavages avec la même solution.
1713	II	à terme	OIGP	10ʰ	30′	artif. à D. C.	N	N	18 octobre	F	3050	œil dr. 5e jour œil g. 8e jour	bil.	1er nov.	guéri	
1723	I	?	SIDA	8ʰ 10′	5′	tempestive	N	N	20 octobre	M	2420	2e jour	bil.	29 octobre	guéri le 28 octobre	
1741	I	9e mois	OIGA	11ʰ	2ʰ15′	précoce	N	N	22 octobre	M	3210	5e jour	bil.	31 octobre	guéri le 30 octobre	
1822	I	9e mois	OIDP	24ʰ 45′	45′	précoce	N	N	4 novemb.	M	2970	5e jour	bil.	18 nov.	guéri	F. syphilitique, ayant séjourné 80 jours au dortoir.
1853	I	9e mois	OIGA	8ʰ	1ʰ	précoce	N	N	10 novemb.	F	2810	10e jour	?	24 nov.	guéri	
1884	III	à terme	sommet rotation faite	1ʰ 50′	10′	prématurée	?	N	15 novemb.	F	3200	8e jour	bil.	29 nov.	guéri	
1888	I	7 mois 1/2	OIGA	8ʰ 40′	25′	prématurée	N	37°5 le 11e j.	16 novemb.	M	2000	2e jour	bil.	28 nov.	guéri le 19 novembre	
1902	I	8 mois	OIDP	12ʰ 35′	10′	précoce	N	N	19 novemb.	F	2150	2e jour	bil.	4 déc.	guéri le 29 novembre	
1914	II	à terme	OIGT	10ʰ 5′	45′	artif. à D. C.	N	N	22 novemb.	M	3700	œil dr. 8e jour œil g. 14e jour	bil.	5 déc.	non guéri	La mère refuse de rester.

NUMÉROS	PARITÉ	AGE DE LA GROSSESSE	PRÉSENTATION ET POSITION	DURÉE DU TRAVAIL	DURÉE DE L'EXPULSION	RUPTURE DES MEMBRANES	LIQUIDE AMNIOTIQUE	SUITES DE COUCHES	DATE DE LA NAISSANCE	SEXE	POIDS DE L'ENFANT	DÉBUT DE L'OPHTALMIE	UNI OU BILATÉRALE	DATE DE LA SORTIE	ÉTAT DE L'ENFANT À LA SORTIE	OBSERVATIONS
5	I	à terme	OIGA	6h25'	25'	artif. à D. C.	verdâtre	39°1 le 16e j.	1er janvier	F	3850	3e jour	bil.	19 janvier	guéri	Leucorrhée abondante chez la mère. Ophtalmie guérie le 7 janvier. Récidive de l'œil droit le 10 janvier. Guérison définitive le 14 janvier.
70	I	à terme	OIGA	11h35'	2h35'	artif. à D. C.	N	37°8 le 1er j.	12 janvier	M	3430	6e jour	bil.	21 janvier	guéri	
78	I	8e mois	OIGA	9h45'	20'	prématurée	N	N	14 janvier	M	2420	œil dr. 7e jour œil g. 15e jour	bil.	22 février	guéri	Antécédents héréditaires et personnels tuberculeux chez la mère.
211	I	9 mois	OIGA	8h50'	55'	artif. à D. C.	N	N	5 février	F	2830	9e jour	bil.	27 février	guéri	
260	III	à terme	OIDP	6h30'	1h40'	artif. à D. C.	un peu vert	N	15 février	F	3980	2e jour	bil.	24 février	non guéri	La mère ne veut pas rester.
274	II	8 mois 1/2	OIDA	3h20'	5'	prématurée	?	37°8 le 5e jour	17 février	M	2855	œil dr. 3e jour œil g. 11e jour	bil.	10 mars	guéri le 6 mars	
418	X	9e mois	OIDP	15h	15'	artif. avant D. C.	verdâtre	N	14 mars	M	3550	3e jour	unil.	21 mars	presque guéri	La mère ne veut pas rester.
510	II	à terme	OIDP	6h50'	10'	précoce	N	N	29 mars	F	2850	œil g. 6e jour œil dr. 8e jour	bil.	23 avril	non guéri	L'œil gauche a de l'opacité cornéenne. L'enfant est menée chez le Dr Kalt. Revue et guérie.
588	I	à terme	OIDP	18h45'	2h15'	précoce	verdâtre	37°5 le 7e jour	12 avril	M	4200	8e jour	œil dr.	24 avril	non guéri	F. 16 jours au dortoir. Ne veut pas rester.
621	IV	8 mois	OIGA	4h	1h	artif. à D. C.	N	N	17 avril	F	2260	3e jour	bil.	24 avril	guéri	
975	III	à terme	OIGA	8h30'	5'	prématurée	lactescent	38°3 le 11e j.	15 juin	F	3250	8e jour	œil dr.	27 juin	presque guéri	La mère ne veut pas rester.
998	I	9e mois	OIGA	2h45'	25'	membranes rompues à son entrée	N	37°5 le 4e jour	18 juin	F	3100	œil g. 5e jour œil dr. 6e jour	bil.	29 juin	guéri	
1106	II	à terme	OIGA	4h25'	15'	prématurée	N	38°le 2e et 3e j.	7 juillet	F	3820	œil g. 8e jour œil dr. 9e jour	bil.	18 juillet	non guéri	La mère a séjourné 17 jours au dortoir. Elle ne veut pas rester.
1189	I	à terme	OIDP	21h	1h	précoce	N	37°8 le 10e j.	20 juillet	F	2800	8e jour	bil.	3 août	guéri	La mère a séjourné 23 jours au dortoir.
1345	II	à terme	OIDP	10h30'	25'	artif. à D. C.	N	37°5 le 5e, 6e, 7e, 9e, 10e j.	19 août	F	3400	6e jour	bil.	7 sept.	guéri	Irrig. au permang. Lavages à l'eau phéniquée.
1364	I	à terme	OIGA	25h	1h	artif. avant D. C.	N	N	23 août	M	2800	2e jour	œil g.			Ophtalmie guérie le 2 septembre. L'enfant meurt le lendemain.
1644	I	à terme	OIDP	5h30'	30'	précoce	N	38°1 le 4e jour	14 octobre	M	3800	8e jour	œil g.	25 octobre	non guéri	Permang. de C. La mère refuse de rester.
1694	VII	8 mois	OIDP	2h	5'	prématurée	N	N	25 octobre	F	3030	1er jour	bil.	28 octobre	non guéri	Leucorrhée maternelle. Enfant menée chez le Dr Kalt. Revue et tout à fait guérie.
1885	II	à terme	OIDP	8h5'	5'	précoce	N	39° le 15e jour	29 novemb.	F	3170	6e jour	bil.	?	guéri	Métrite après la 1re grossesse. Leucorrhée très abondante pendant la 2e.

NUMÉROS	PARITÉ	AGE DE LA GROSSESSE	PRÉSENTATION ET POSITION	DURÉE DU TRAVAIL	DURÉE DE L'EXPULSION	RUPTURE DES MEMBRANES	LIQUIDE AMNIOTIQUE	SUITES DE COUCHES	DATE DE LA NAISSANCE	SEXE	POIDS DE L'ENFANT	DÉBUT DE L'OPHTALMIE	UNI OU BILATÉRALE	DATE DE LA SORTIE	ÉTAT DE L'ENFANT à la sortie	OBSERVATIONS
891	II	à terme	OIGA	5ʰ30'	15'	tempestive	verdâtre	N	26 mai	M	3750	6e jour	œil dr.	12 juin	guéri	
915	II	9e mois	OIDP	4ʰ20'	20'	tempestive	N	39c le 6e jour	29 mai	F	2510	2e jour	unil.	12 juin	guéri	Lymphangite du sein droit.
957	II	à terme	OIGT	26ʰ5'	4ʰ45'	artif. avant D. C.	N	39°1 le 12e j.	5 juin	M	2900	à la naissance	[bil.	17 juin	œil droit seul guéri	Lymphangite du sein gauche. F. au dortoir depuis 40 jours. Elle part malgré les observations qui lui sont faites.
966	I	8 mois 1/2	OIDP	4ʰ5'	1ʰ35'	précoce	N	38°2 après l'accouchem^t	6 juin	M	2900	à la naissance	bil.	15 juin	non guéri	L'enf. part sur la demande expresse de sa mère
1039	II	à terme	OIGA	5ʰ55'	?	précoce	N	N	17 juin	M	3500	8e jour	?	27 juin	non guéri	
1252	II	9 mois	OIGA	3ʰ10'	10'	prématurée	?	38°6 le 7e jour	21 juillet	F	3430	8e jour	bil.	2 août	non guéri	F. au dortoir depuis 7 jours. Lymph. du sein droit. L'enfant part sur la demande expresse de sa mère.
1278	I	9e mois	OIGA	6ʰ	35'	prématurée	N	N	26 juillet	F	3020	6e jour	?	8 août	guéri	
1520	VII	8 mois	OIDT	9ʰ25'	5'	prématurée	verdâtre et très fétide	38°2 après l'accouchem^t	3 septemb.	F	2380	à la naissance	bil.	15 sept.	guéri	F. demeure 2 jours à la salle de travail.
1577	I	à terme	OIGA	4ʰ20'	20'	prématurée	N	N	12 septemb.	M	2900	7e jour	?	3 octobre	guéri	
1659	I	8 mois	OIGA	7ʰ	15'	artif. avant D. C.	N	N	25 septemb.	M	2630	1er jour	œil dr.	10 octobre	non guéri	F. au dortoir depuis 29 jours. Enfant envoyé aux Quinze-Vingts pour opacité de la cornée. Revu et guéri avec un néphélion.
1667	?	9e mois	OIDP	25ʰ50'	1ʰ5'	tempestive	verdâtre	N	26 septemb.	F	2850	1er jour	bil.	4 octobre	non guéri	Enfant envoyée dans le service du Dr Kalt. Revue et guérie.
1716	I	8 mois 1/2	OIGA	11ʰ5'	1ʰ35'	artif. à D. C.	N	37°7 le 9e jour	2 octobre	F	2660	1er jour	bil.	14 octobre	guéri	
1770	I	9 mois	OIDP	9ʰ	45'	prématurée	?	N	11 octobre	F	3200	?	œil dr.	21 octobre	non guéri	La mère refuse de rester.
1801	II	9e mois	SIDT	8ʰ23'	23'	tempestive	N	38° le 9e jour	15 octobre	M	3600	?	œil dr.	25 octobre	non guéri	Lymph. du sein droit. La mère refuse de rester
1880	II	9e mois	OIGA	14ʰ	15'	prématurée	N	37°7 le 5e jour	27 octobre	F	2990	4e jour	?	5 nov.	non guéri	La mère refuse de rester. L'enfant part aux Enfants-Assistés.
1913	I	9e mois	OIGA	12ʰ	2ʰ15'	artif. à D. C.	N	38°5 le 13e j.	2 novembre	F	3820	5e jour	œil g.	16 nov.	guéri	
2026	I	à terme	OIGA	?	3ʰ	artif. à D. C.	vert	38°2 le 8e j.	21 novemb.	M	2850	4e jour	?	1er déc.	guéri	

NUMÉROS	PARITÉ	ÂGE DE LA GROSSESSE	PRÉSENTATION ET POSITION	DURÉE DU TRAVAIL	DURÉE DE L'EXPULSION	RUPTURE DES MEMBRANES	LIQUIDE AMNIOTIQUE	SUITES DE COUCHES	DATE DE LA NAISSANCE	DÉBUT DE L'OPHTALMIE	UNI OU BILATÉRALE	DATE DE LA SORTIE	ÉTAT DE L'ENFANT À LA SORTIE	OBSERVATIONS
206	I	9e mois	OIGP	17ʰ50'	50'	prématurée	N	38-2 le 3e jour	2 février	3e jour	bil.	19 février	non guéri	L'enfant est menée dans le service du Dr Kalt. Revue et guérie.
244	VI	9e mois	OIGA	?	15'	prématurée	N	38-6 le 4e jour	7 février	2e jour	bil.	2 mars	non guéri	Pseudo-rhumatisme infectieux chez la mère. Enfant mené chez le Dr Kalt. Revu et guéri.
349	II	à terme	OIGA	2ʰ50'	20'	précoce	N	N	24 février	9e jour	bil.	13 mars	guéri	
628	I	9e mois	OIGA	?	1ʰ15'	prématurée	N	N	9 avril	3e jour	œil g.	19 avril	presque guéri	La mère ne veut pas rester.
657	I	à terme	OIGA	10ʰ20'	50'	précoce	?	N	14 avril	?	?	24 avril	non guéri	La mère refuse de rester.
888	VIII	à terme	OIGT	18ʰ(?)	20'	artif. à D. C.	N	N	21 mai	6e jour	œil dr.	28 mai	non guéri	La mère refuse de rester.
954	III	7 mois 1/2	OIGA	?	5'	tempestive	N	N	29 mai	4e jour	œil dr.	10 juin	guéri le 8 juin	
013	I	8 mois 1/2	OIGA	10ʰ10'	30'	précoce	N	39-2 le 4e jour	8 juin	1er jour	œil g.	17 juin	guéri	La mère a de la gonococcie pendant la grossesse et du rhumatisme blennorragique 3 jours après l'accouchement.
087	I	à terme	OIGA	4ʰ	10'	précoce	N	37-5 le 1er et le 10e jour	22 juin	7e jour	œil dr.	3 juillet	guéri	
185	II	à terme	OIGA	8ʰ50'	5'	précoce	?	N	8 juillet	?	?	18 juillet	non guéri	Irrig. au permang. de C. et lavages fréquents à l'eau phéniquée. La mère refuse de rester.
202	II	9e mois	OIGA	4ʰ40'	5'	précoce	N	N	10 juillet	1er jour	œil dr.	26 juillet	non guéri	La mère refuse de rester.
211	I	?	OIGA	9ʰ10'	30'	prématurée	N	37-6 le 8e jour	12 juillet	8e jour	œil g.	25 juillet	guéri	
314	I	à terme	SIGT	25ʰ	1ʰ10'	précoce	verdâtre	N	26 juillet	7e jour	unil.	5 août	non guéri	L'enfant est né en état de mort apparente. La mère ne veut pas rester.
337	II	à terme	OIGA	26ʰ30'	10'	tempestive	N	37-6 le 5e jour	29 juillet	2e jour	bil.	8 août	guéri	
349	I	9 mois	OIGA	5ʰ15'	15'	précoce	couleur chocolat	N	31 juillet	œil g. 1er jour œil dr. 14e jour	bil.	14 août	non guéri	L'enfant est menée dans le service du Dr Kalt. Revue et guérie.
542	I	9e mois	OIGA	?	20'	prématurée	?	N	30 août	œil g. 6e jour œil dr. 10e jour	bil.	17 sept.	non guéri	L'œil gauche a de l'opacité cornéenne. L'enfant est menée dans le service du Dr Kalt. Revue et guérie avec un néphélion.
571	I	9e mois	OIDP	?	30'	tempestive	N	N	2 septemb	?	œil g.	9 sept.	non guéri	La mère refuse de rester.
635	I	à terme	OIDP	2?ʰ	6ʰ1/2	tempestive	N	37-7 le 4e jour	11 septemb	1er jour	œil g.	19 sept.	presque guéri	Forceps. La mère refuse de rester.
640	IV	8 mois 1/2	SIGA	8ʰ10'	10'	prématurée	?	37-6 le 4e jour	12 septemb	3e jour	bil.	22 sept.	presque guéri	F. 5 jours au dortoir. Enfant placée dans une couveuse. Pas d'irrig. Lavages à l'eau phéniq.
653	II	à terme	OIDP	13ʰ45'	10'	tempestive	N	N	13 septemb	1er jour	bil.	22 sept.	non guéri	Opacité de la cornée. Enf. menée chez le Dr Kalt. Revue et guérie avec un néphélion.
660	I	8e mois	OIDP	10ʰ30'	6ʰ30	prématurée	N	N	14 septemb	1er jour	bil.			Enf. né étonné et ranimé. Il meurt le 26 sept.
686	II	9 mois	OIDP	11ʰ20'	5'	tempestive	N	N	18 septemb	œil dr. 7e jour œil g. 9e jour	bil.	28 sept.	non guéri	L'enf. part avec une ophtalmie surtout accentuée à l'œil dr. La mère devait le conduire dans le service du Dr Kalt. On n'a pas pu savoir ce qu'elle a fait.
869	I	8 mois 1/2	OIDP	31ʰ15'	1ʰ	précoce	?	N	14 octobre	1er jour	bil.	23 octobre	œil g. non guéri	La mère refuse de rester.
931	I	à terme	OIGA	25ʰ10'	10'	tempestive	N	N	25 octobre	1er jour	?	5 nov.	non guéri	La mère a eu du rhumatisme en 1896 et 1897. Elle refuse de rester.
994	I	9e mois	OIGA	17ʰ40'	15'	prématurée	?	38-1 le 11e j.	7 novembr	6e jour	œil g.	19 novr	guéri le 18 nov.	
089	I	9e mois	OIGA	25ʰ15'	55'	tempestive	N	38-8 le 13e j.	23 novembr	8e jour	œil g.	10 déc.	guéri	
243	III	9e mois	OIGA	1ʰ30'	5'	tempestive	N	N	20 décemb	5e jour	?	30 déc.	guéri	

CONCLUSIONS

1° L'ophtalmie purulente des nouveau-nés est une affection microbienne, le plus souvent causée par le gonocoque de Neisser ;

2° La prophylaxie y est d'une importance capitale. Elle seule peut arriver à la disparition complète de l'ophtalmie.

Elle doit être envisagée en trois circonstances :

α) avant la naissance de l'enfant. — Elle sera obtenue par l'antisepsie chez l'accoucheur, surtout au point de vue du toucher ; chez la femme enceinte, par les injections vaginales. Il faudra la compléter par l'asepsie du milieu.

β) à la naissance de l'enfant. — Remplir davantage encore, si cela est possible, les conditions qui précèdent. De plus, aussitôt la naissance de l'enfant, lavage minutieux des paupières et instillation de quelques gouttes d'une solution d'acide citrique à 5 pour 100, ou, à son défaut, de jus de citron.

γ) après la naissance. — Toujours les mêmes conditions, mais l'asepsie du milieu passe au premier plan (le milieu comprenant tout ce qui entoure l'enfant, surtout la garde ou la nourrice), afin d'éviter l'ophtalmie secondaire.

3° Le traitement curatif consistera en irrigations de permanganate de chaux, pratiquées plusieurs fois par jour, au moyen de l'entonnoir-laveur du Dr Kalt. On y associera des lavages fréquents des paupières, par exemple avec une solution phéniquée à 1 pour 300, ainsi que cela se pratique en ce moment à la Clinique Baudelocque.

www.ingramcontent.com/pod-product-compliance
Ingram Content Group UK Ltd.
Pitfield, Milton Keynes, MK11 3LW, UK
UKHW022345130726
13694UKWH00006B/1223